まえがき

児童生徒等の健康を保持増進し、学習能率の向上を図るためには、健康的で快適な学習環境を作りあげることが必要であり、そのための学校環境衛生活動は学校経営における重要な役割を担っています。学校環境衛生活動は、学校教育法第1条で規定された「学校」(幼稚園(幼稚園型認定こども園を含む)、小学校、中学校、義務教育学校、高等学校、中等教育学校、特別支援学校、大学及び高等専門学校)は「学校環境衛生基準」に照らして、また、専修学校及び幼保連携型認定こども園においては「学校環境衛生基準」を準用して、適切な環境衛生の維持管理に努めなければなりません。

学校環境衛生活動については、昭和33年に制定された学校保健法において、「学校においては、換気、採光、照明および保温を適切に行い、清潔を保つ等日常学校内の環境衛生の維持に努め、必要に応じてその改善を図らなければならないものであること。」と規定され、昭和39年6月には保健体育審議会答申「学校環境衛生の基準について」において示された「学校環境衛生の基準」が行政の指導指針として活用されてきました。その後、「学校環境衛生の基準」は平成4年6月に全面改訂され、文部省体育局長裁定による「学校環境衛生の基準」が通知されましたが、当該基準に基づいた定期検査は、必ずしも完全に実施されていませんでした。そこで、学校環境衛生活動が適切に実施されるように、平成20年に改正された学校保健安全法(平成21年4月1日施行)において、文部科学大臣が、学校における環境衛生に係る事項について、児童生徒等及び職員の健康を保護する上で維持されることが望ましい基準(学校環境衛生基準)を定めることが規定され、「学校環境衛生基準」の法的位置付けが明確にされました。

この度、学校保健安全法附則第2条「政府は、この法律の施行後五年を経過した場合において、この法律による改正後の規定の施行の状況について検討を加え、必要があると認めるときは、その結果に基づいて所要の措置を講ずるものとする。」の規定に基づいて、環境衛生に関する新たな知見や児童生徒等の学習環境等の変化を踏まえて検討が行われ、「学校環境衛生基準」が一部改正されました(平成30年4月1日施行)。

本改正を踏まえて、学校環境衛生活動の円滑な実施の一助になるよう、平成16年3月に作成し、平成22年3月に改訂された「学校環境衛生管理マニュアル」を更に改訂し、本書を作成しました。本書では、今回改正された学校環境衛生基準を詳しく解説したほか、幼稚園や幼保連携型認定こども園で環境衛生検査を行うことを踏まえて解説しています。また、学校の教職員が本書を活用しやすいようにできる限りわかりやすい表記に心掛け、検査項目ごとに「検査項目及び基準値の設定根拠等の解説」、「検査方法等の解説」、「事後措置」をまとめて記載するようにしました。

各学校等においては、本書を活用して学校環境衛生活動を行い、健康的で快適な学習環境が維持されることを願ってやみません。

平成30年5月

目次

第Ⅰ章

学校環境衛生活動

1　学校環境衛生活動の法的根拠

かつて、学校における環境衛生は、必ずしも良好に保たれているとは言い難い状況にあり、児童生徒等の健康への影響が懸念された。このため、昭和33年に学校保健法（昭和33年法律第56号）が施行され、第2条には、学校においては、児童、生徒、学生又は幼児及び職員の健康診断その他その保健に関する事項について計画を立て、これを実施しなければならないこと、及び第3条には、学校においては、換気、採光、照明及び保温を適切に行い、清潔を保つ等環境衛生の維持に努め、必要に応じてその改善を図らなければならないことが明記され、環境衛生に関する内容が盛り込まれた。

昭和39年6月の保健体育審議会答申「学校環境衛生の基準について」において、学校における環境衛生の整備を図るため、教室内の換気・採光・照明・保温その他の衛生に関する事項の基準として「学校環境衛生の基準」が示され、行政の指導指針となった。その後、平成4年6月に、新たに明らかとなった科学的な知見等を踏まえて内容を全面改訂した「学校環境衛生の基準」（平成4年文部省体育局長裁定）が策定され、新たなガイドラインとなった。

平成20年1月の中央教育審議会答申「子どもの心身の健康を守り、安全・安心を確保するために学校全体としての取組を進めるための方策について」において、学校環境衛生の維持・管理及び改善等について、「学校環境衛生の維持・管理は、健康的な学習環境を確保する観点から重要であることから、学校薬剤師による検査、指導助言等により改善が図られてきたところであり、その際の基準として『学校環境衛生の基準』（平成4年文部省体育局長裁定）が定められている。しかしながら、学校において『学校環境衛生の基準』に基づいた定期検査は、必ずしも完全に実施されていない状況があり、子どもの適切な学習環境の確保を図るためには、定期検査の実施と検査結果に基づいた維持管理や改善が求められている。そのため、完全に実施されていない要因やその対策について十分検討した上で、現在ガイドラインとして示されている『学校環境衛生の基準』の位置付けをより一層明確にするために法制度の整備を検討する必要がある。」と提言された。

この答申及び児童生徒等の健康・安全を取り巻く状況の変化を踏まえて、平成20年6月に「学校保健法」が「学校保健安全法」に改正された（平成21年4月1日施行）。本改正において、第6条第1項に、文部科学大臣が、学校における環境衛生に係る事項について、児童生徒等及び職員の健康を保護する上で維持されることが望ましい基準（学校環境衛生基準）を定めることが規定され、「学校環境衛生基準」の法的位置付けが明確となった。この規定に基づき、「学校環境衛生の基準」の内容を踏まえつつ、各学校や地域の実情により柔軟に対応し得るものとなるよう検討が行われ、告示にふさわしい事項に厳選し、「学校環境衛生基準」（平成21年文部科学省告示第60号）が策定された。なお、その際、「学校環境衛生の基準」に規定されていた「学校給食の食品衛生」の項が削除されたが、当該内容は、学校給食法に基づく「学校給食衛生管理基準」（平成21年文部科学省告示第64号）（参考資料3）において規定され、学校薬剤師等と連携して適切な衛生管理に努めることが求められている。

学校保健安全法附則第2条において、「政府は、この法律の施行後五年を経過した場合において、この法律による改正後の規定の施行の状況について検討を加え、必要があると認めるときは、その結果に基づいて所要の措置を講ずるものとする。」と規定されていることから平成28年に有識者会議が開催され、学校環境衛生基準について、環境衛生に関する新たな知見や児童生徒等の学習環境等の変化を踏まえた検討が行われた。その検討結果に基づき、「学校環境衛生基準」が改正され（平成30年文部科学省告示第60号）、平成30年4月1日から施行されている。

なお、学校保健安全法は、学校教育法（昭和22年法律第26号）第12条の規定を踏まえて定められており、学校保健安全法における「学校」とは、学校教育法第1条で規定された幼稚園（幼稚園型認定こども園を含む）、小学校、中学校、義務教育学校、高等学校、中等教育学校、特別支援学校、大学及び高等専門学校である。また、専修学校についても、学校保健安全法第32条で、学校環境衛生基準を準用することが規定されている。さらに、就学前の子どもに関する教育、保育等の総合的な提供の推進に関する法律（平成18年法律第77号）（以下「認定こども園法」という。）第27条において、幼保連携型認定こども園も、学校保健安全法第3～6条、第23条の学校環境衛生基準関連条文を準用することが規定されており、学校薬剤師等の協力のもと、適切な環境衛生の維持管理に努めなければならない。

＜学校保健安全法＞

（目的）

第一条　この法律は、学校における児童生徒等及び職員の健康の保持増進を図るため、学校における保健管理に関し必要な事項を定めるとともに、学校における教育活動が安全な環境において実施され、児童生徒等の安全の確保が図られるよう、学校における安全管理に関し必要な事項を定め、もつて学校教育の円滑な実施とその成果の確保に資することを目的とする。

（定義）

第二条　この法律において「学校」とは、学校教育法（昭和二十二年法律第二十六号）第一条に規定する学校をいう。

2　この法律において「児童生徒等」とは、学校に在学する幼児、児童、生徒又は学生をいう。

（国・地方公共団体の責務）

第三条　国及び地方公共団体は、相互に連携を図り、各学校において保健及び安全に係る取組が確実かつ効果的に実施されるようにするため、学校における保健及び安全に関する最新の知見及び事例を踏まえつつ、財政上の措置その他の必要な施策を講ずるものとする。

2　国は、各学校における安全に係る取組を総合的かつ効果的に推進するため、学校安全の推進に関する計画の策定その他所要の措置を講ずるものとする。

3　地方公共団体は、国が講ずる前項の措置に準じた措置を講ずるように努めなければならない。

（学校保健に関する学校の設置者の責務）

第四条　学校の設置者は、その設置する学校の児童生徒等及び職員の心身の健康の保持増進を図るため、当該学校の施設及び設備並びに管理運営体制の整備充実その他の必要な措置を講ずるよう努めるものとする。

（学校保健計画の策定等）

第五条　学校においては、児童生徒等及び職員の心身の健康の保持増進を図るため、児童生徒等及び職員の健康診断、環境衛生検査、児童生徒等に対する指導その他保健に関する事項について計画を策定し、これを実施しなければならない。

（学校環境衛生基準）

第六条　文部科学大臣は、学校における換気、採光、照明、保温、清潔保持その他環境衛生に係る事項（学校給食法（昭和二十九年法律第百六十号）第九条第一項（夜間課程を置く高等学校における学校給食に関する法律（昭和三十一年法律第百五十七号）第七条及び特別支援学校の幼稚部及び高等部における学校給食に関する法律（昭和三十二年法律第百十八号）第六条において準用する場合を含む。）に規定する事項を除く。）について、児童生徒等及び職員の健康を保護する上で維持されることが望ましい基準（以下この条において「学校環境衛生基準」という。）を定めるものとする。

2　学校の設置者は、学校環境衛生基準に照らしてその設置する学校の適切な環境の維持に努めなければならない。

3　校長は、学校環境衛生基準に照らし、学校の環境衛生に関し適正を欠く事項があると認めた場合には、遅滞なく、その改善のために必要な措置を講じ、又は当該措置を講ずることができないときは、当該学校の設置者に対し、その旨を申し出るものとする。

（学校医、学校歯科医及び学校薬剤師）

第二十三条　学校には、学校医を置くものとする。

2　大学以外の学校には、学校歯科医及び学校薬剤師を置くものとする。

3　学校医、学校歯科医及び学校薬剤師は、それぞれ医師、歯科医師又は薬剤師のうちから、任命し、又は委嘱する。

4　学校医、学校歯科医及び学校薬剤師は、学校における保健管理に関する専門的事項に関し、技術及び指導に従事する。

5　学校医、学校歯科医及び学校薬剤師の職務執行の準則は、文部科学省令で定める。

（専修学校の保健管理等）

第三十二条　専修学校には、保健管理に関する専門的事項に関し、技術及び指導を行う医師を置くように努めなければならない。

2（略）

３　第三条から第六条まで、第八条から第十条まで、第十三条から第二十一条まで及び第二十六条から前条までの規定は、専修学校に準用する。

＜学校教育法＞

第一条　この法律で、学校とは、幼稚園、小学校、中学校、義務教育学校、高等学校、中等教育学校、特別支援学校、大学及び高等専門学校とする。

第十二条　学校においては、別に法律で定めるところにより、幼児、児童、生徒及び学生並びに職員の健康の保持増進を図るため、健康診断を行い、その他その保健に必要な措置を講じなければならない。

＜就学前の子どもに関する教育、保育等の総合的な提供の推進に関する法律（「認定こども園法」）＞

（学校保健安全法の準用）

第二十七条　学校保健安全法（昭和三十三年法律第五十六号）第三条から第十条まで、第十三条から第二十一条まで、第二十三条及び第二十六条から第三十一条までの規定は、幼保連携型認定こども園について準用する。この場合において、これらの規定中「文部科学省令」とあるのは「就学前の子どもに関する教育、保育等の総合的な提供の推進に関する法律第三十六条第二項に規定する主務省令」と読み替えるほか、同法第九条中「学校教育法第十六条」とあるのは「就学前の子どもに関する教育、保育等の総合的な提供の推進に関する法律第二条第十一項」と、「第二十四条及び第三十条」とあるのは「第三十条」と、同法第十七条第二項中「第十一条から」とあるのは「第十三条から」と、「第十一条の健康診断に関するものについては政令で、第十三条」とあるのは「第十三条」と読み替えるものとするほか、必要な技術的読替えは、政令で定める。

＜参考Ⅰ－1＞

学校環境衛生基準関連の年表

年月日	概　　要
昭和33年（1958）4月10日	「学校保健法」が公布され、第3条に環境衛生活動について規定
昭和36年（1961）3月14日	文部大臣が「学校環境衛生の基準」を設定するよう、保健体育審議会に諮問
昭和39年（1964）6月3日	保健体育審議会が「学校環境衛生の基準」を作成し、文部大臣に答申
昭和39年（1964）6月12日	「学校環境衛生の基準について」を通知（文体保第208号）
平成4年（1992）6月23日	「学校環境衛生の基準」を全面改訂（文部省体育局長裁定、文体学187号）

平成6年（1994）3月17日	水質基準に関する省令（平成4年厚生省令第69号）の制定に伴い、「学校環境衛生の基準」の飲料水の管理に関する基準を一部改訂（文体学第187号）
平成8年（1996）8月28日	病原性大腸菌O-157の緊急対策の一環として、「学校環境衛生の基準」の学校給食の食品衛生（学校給食共同調理場を含む）に関する基準を一部改訂（文体学第187号）
平成9年（1997）4月1日	「学校環境衛生の基準」の学校給食関係事項を整理し、併せて衛生管理の改善充実の観点から必要な点を加え「学校給食衛生管理の基準」を策定。今後は「学校給食衛生管理の基準」により、学校給食における衛生管理の改善充実及び食中毒発生防止に努める旨通知（文体学第266号）
平成10年（1998）12月1日	水道法施行規則（昭和32年厚生省令第45号）の一部改正に伴う「学校環境衛生の基準」の飲料水の管理に関する基準を一部改訂、及び「学校給食衛生管理の基準」との整合性を図るため、「学校環境衛生の基準」の関係部分を改訂（文体学第187号）
平成13年（2001）8月28日	厚生労働省における遊泳用プールに係る衛生基準の改訂等に伴い、「学校環境衛生の基準」の水泳プールの管理に関する基準を一部改訂（13文科ス第264号）
平成14年（2002）2月5日	厚生労働省における室内空気中化学物質の室内濃度指針値等の設定等に伴い、「学校環境衛生の基準」の教室等の空気に関する基準を一部改訂（13文科ス第411号）
平成16年（2004）2月10日	近年の社会環境の変化等を踏まえ、「学校環境衛生の基準」の照度及び照明環境、騒音環境及び騒音レベル、教室等の空気、飲料水の管理、雨水等利用施設における水の管理、学校給食の食品衛生、学校の清潔等に関する基準を一部改訂（15文科ス第402号）
平成19年（2007）7月10日	「プールの安全標準指針」（平成19年3月文部科学省及び国土交通省）の策定及び「遊泳用プールの衛生基準」（平成19年5月28日厚生労働省）の改訂に伴い、飲料水の管理、雨水等利用施設における水の管理、水泳プールの管理に関する基準を一部改訂（19文科ス第155号）
平成20年（2008）6月18日	「学校保健法等の一部を改正する法律（平成20年法律第73号）」が公布され、「学校保健法」は「学校保健安全法」に改題
平成21年（2009）3月31日	「学校環境衛生基準（平成21年文部科学省告示第60号）」及び「学校給食衛生管理基準（平成21年文部科学省告示第64号）」が公布
平成21年（2009）4月1日	「学校保健安全法」、「学校環境衛生基準（平成21年文部科学省告示第60号）」及び「学校給食衛生管理基準（平成21年文部科学省告示第64号）」が施行 「学校環境衛生基準の施行について」を通知（21文科ス第6013号）
平成30年（2018）3月30日	学校保健安全法附則第2条に基づき、「学校環境衛生基準」について検討を行い、一部改正（平成30年文部科学省告示第60号）
平成30年（2018）4月1日	「学校環境衛生基準（平成30年文部科学省告示第60号）」が施行
平成30年（2018）4月2日	「学校環境衛生基準の一部改正について」を通知（29文科初1817号）

2　学校環境衛生基準の考え方

学校環境衛生基準は、児童生徒等及び職員の健康を保護する上で維持されることが望ましい基準であるが、学校環境衛生基準の判定基準には、「であること」とされている検査項目と「であることが望ましい」とされている検査項目がある。学校環境衛生活動を進めるに当たり、学校環境衛生基準の考え方を理解しておく必要がある。

「であること」とされている検査項目は、この数値を超えると児童生徒等への健康への影響が大きいと考えられるものや、他の法律において同様に「であること」等と定められているものであり、守られるべき値として示している。

一方、「であることが望ましい」とされている検査項目は、周囲の環境等に影響されやすい数値であるなどの理由により、概ねその基準を遵守することが望ましいとされているものである。

なお、学校環境衛生基準に示された基準を達成するためには、学校の対応のみでは困難な場合も考えられ、学校の設置者はもちろんのこと、保護者や地域関係者と協力して環境衛生活動を推進することも重要である。また、教職員及び児童生徒等が学校における環境衛生について関心をもち、学校環境衛生活動の充実を図ることも必要である。

3　学校環境衛生活動における学校関係者の役割

学校保健安全法では、学校における保健及び安全に係る取組が確実かつ効果的に実施されるようにするために、国・地方公共団体、学校の設置者、学校または校長の責務が学校保健安全法第3～6条に定められている。国・地方公共団体の責務は「財政上の措置と施策」、学校の設置者の責務は「学校の施設及び設備並びに管理運営体制の整備充実」、学校または校長の責務は「計画の策定と実施」である。学校環境衛生基準に関しては、国（文部科学大臣）は「学校環境衛生基準の策定」、学校の設置者は「設置する学校について、学校環境衛生基準に照らした適切な環境維持」、学校は「学校環境衛生検査の計画及び実施、並びに学校環境衛生基準に照らして適正を欠く事項があった場合の対応」が責務として示されている。

＜学校保健安全法＞

【国・地方公共団体の責務】

第三条　国及び地方公共団体は、相互に連携を図り、各学校において保健及び安全に係る取組が確実かつ効果的に実施されるようにするため、学校における保健及び安全に関する最新の知見及び事例を踏まえつつ、財政上の措置その他の必要な施策を講ずるものとする。

2　国は、各学校における安全に係る取組を総合的かつ効果的に推進するため、学校安全の推進に関する計画の策定その他所要の措置を講ずるものとする。

3　地方公共団体は、国が講ずる前項の措置に準じた措置を講ずるように努めなければならない。

第六条　文部科学大臣は、学校における換気、採光、照明、保温、清潔保持その他環境衛生に係る事項（学校給食法（昭和二十九年法律第百六十号）第九条第一項（夜間課程を置く高等学校における学校給食に関する法律（昭和三十一年法律第百五十七号）第七条及び特別支援学校の幼稚部及び高等部における学校給食に関する法律（昭和三十二年法律第百十八号）第六条において準用する場合を含む。）に規定する事項を除く。）について、児童生徒等及び職員の健康を保護する上で維持されることが望ましい基準（以下この条において「学校環境衛生基準」という。）を定めるものとする。

【学校の設置者の責務】

第四条　学校の設置者は、その設置する学校の児童生徒等及び職員の心身の健康の保持増進を図るため、当該学校の施設及び設備並びに管理運営体制の整備充実その他の必要な措置を講ずるよう努めるものとする。

第六条　（略）

2　学校の設置者は、学校環境衛生基準に照らしてその設置する学校の適切な環境の維持に努めなければならない。

【学校または校長の責務】

第五条　学校においては、児童生徒等及び職員の心身の健康の保持増進を図るため、児童生徒等及び職員の健康診断、環境衛生検査、児童生徒等に対する指導その他保健に関する事項について計画を策定し、これを実施しなければならない。

第六条　（略）

3　校長は、学校環境衛生基準に照らし、学校の環境衛生に関し適正を欠く事項があると認めた場合には、遅滞なく、その改善のために必要な措置を講じ、又は当該措置を講ずることができないときは、当該学校の設置者に対し、その旨を申し出るものとする。

なお、学校保健安全法第6条第3項に定める「その改善のために必要な措置」を以下「事後措置」という。

学校の設置者の責務である「施設及び設備並びに管理運営体制の整備充実」とは、例えば、検査器具など物的条件の整備、学校環境衛生検査委託費の財政措置等が考えられ、学校の設置者は、適切に学校環境衛生活動が実施されるように措置を講ずる必要がある。また、学校において学校環境衛生基準に照らして適性を欠く事項があり、当該学校で改善のために必要な措置を講ずることができない場合には、当該学校の設置者に対し、その旨を申し出ることになっているが、学校の設置者は、「学校環境衛生基準に照らした適切な環境維持」が責務であることを踏まえて対応する必要がある。

学校薬剤師等の設置については、学校保健安全法第23条に規定されており、学校薬剤師が環境衛生検査に従事し、学校医と協力して環境衛生の維持及び改善に関して必要な指導及び助言を行うことについては、学校保健安全法施行規則第22条及び第24条に規定されている。

＜学校保健安全法＞

（学校医、学校歯科医及び学校薬剤師）

第二十三条　学校には、学校医を置くものとする。

2　大学以外の学校には、学校歯科医及び学校薬剤師を置くものとする。

3　学校医、学校歯科医及び学校薬剤師は、それぞれ医師、歯科医師又は薬剤師のうちから、任命し、又は委嘱する。

4　学校医、学校歯科医及び学校薬剤師は、学校における保健管理に関する専門的事項に関し、技術及び指導に従事する。

5　学校医、学校歯科医及び学校薬剤師の職務執行の準則は、文部科学省令で定める。

＜学校保健安全法施行規則＞

（学校医の職務執行の準則）

第二十二条　学校医の職務執行の準則は、次の各号に掲げるとおりとする。

一　学校保健計画及び学校安全計画の立案に参与すること。

二　学校の環境衛生の維持及び改善に関し、学校薬剤師と協力して、必要な指導及び助言を行うこと。

三～十　（略）

２　（略）

（学校薬剤師の職務執行の準則）

第二十四条　学校薬剤師の職務執行の準則は、次の各号に掲げるとおりとする。

一　学校保健計画及び学校安全計画の立案に参与すること。

二　第一条の環境衛生検査に従事すること。

三　学校の環境衛生の維持及び改善に関し、必要な指導及び助言を行うこと。

四　法第八条の健康相談に従事すること。

五　法第九条の保健指導に従事すること。

六　学校において使用する医薬品、毒物、劇物並びに保健管理に必要な用具及び材料の管理に関し必要な指導及び助言を行い、及びこれらのものについて必要に応じ試験、検査又は鑑定を行うこと。

七　前各号に掲げるもののほか、必要に応じ、学校における保健管理に関する専門的事項に関する技術及び指導に従事すること。

２　学校薬剤師は、前項の職務に従事したときは、その状況の概要を学校薬剤師執務記録簿に記入して校長に提出するものとする。

4　学校環境衛生活動の進め方

(1)　学校環境衛生活動

学校においては、児童生徒等及び職員の心身の健康の保持増進を図るため、環境衛生検査について計画（以下「学校保健計画」という。）を策定し、これを実施しなければならないとされている（学校保健安全法第5条）。環境衛生検査は、毎学年定期に、学校環境衛生基準に基づき行わなければならないとされており、必要があるときは、臨時に、環境衛生検査を行うものとされている（学校保健安全法施行規則第1条）。校長は、学校環境衛生基準に照らし、学校の環境衛生に関し適正を欠く事項があると認めた場合には、遅滞なく、その改善のために必要な措置を講じ、又は当該措置を講ずることができないときは、当該学校の設置者に対し、その旨を申し出るものとされている（学校保健安全法第6条第3項）。また、学校においては、環境衛生検査のほか、日常的な点検を行い、環境維持又は改善を図らなければならないとされており（学校保健安全法施行規則第2条）、これらを「学校環境衛生活動」という。学校保健安全法施行規則第1条第1項及び第2項に定める「環境衛生検査」は、以下それぞれ「定期検査」及び「臨時検査」といい、学校保健安全法施行規則第2条に定める「日常的な点検」は、以下「日常点検」という。

なお、学校保健安全法施行規則第1条に定める「他の法令」には、「学校給食法」（昭和29年法律第160号）、「建築物における衛生的環境の確保に関する法律」（昭和45年法律第20号、以下「建築物衛生法」という。）、「水道法」（昭和32年法律第177号）、「浄化槽法」（昭和58年法律第43号）等がある。「他の法令」の対象となる学校及び施設・設備等については、各項目において示す。

＜学校保健安全法施行規則＞

（環境衛生検査）
第一条　学校保健安全法（昭和三十三年法律第五十六号。以下「法」という。）第五条の環境衛生検査は、他の法令に基づくもののほか、毎学年定期に、法第六条に規定する学校環境衛生基準に基づき行わなければならない。
２　学校においては、必要があるときは、臨時に、環境衛生検査を行うものとする。

（日常における環境衛生）
第二条　学校においては、前条の環境衛生検査のほか、日常的な点検を行い、環境衛生の維持又は改善を図らなければならない。

学校環境衛生活動と関連法令の関係を図Ⅰ－1に示す。

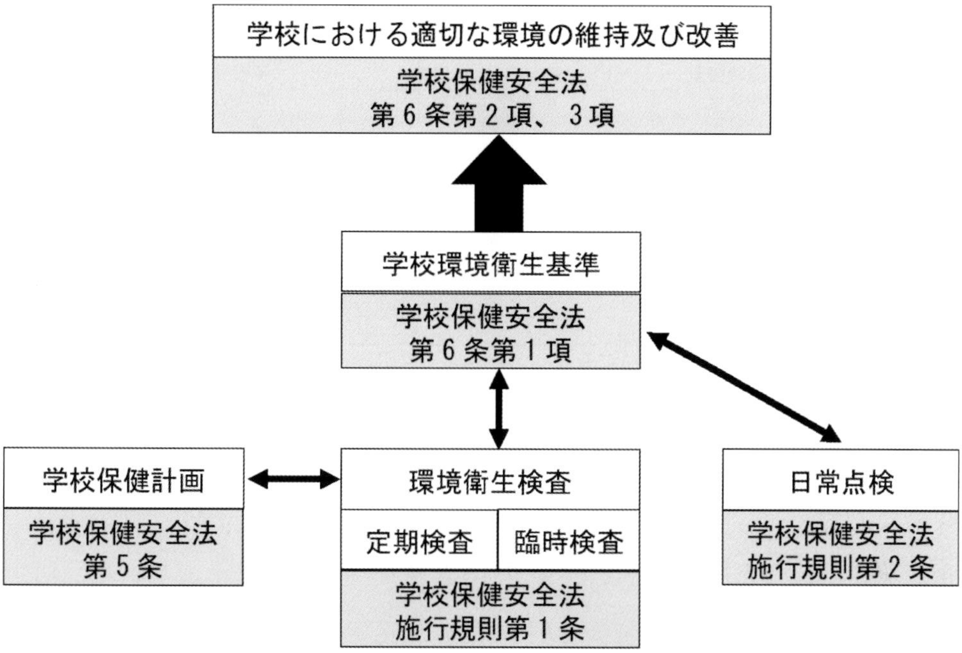

図Ⅰ－1　学校環境衛生活動と関連法令

⑵　学校環境衛生活動の進め方と関係教職員等の役割

学校環境衛生活動の進め方は、図Ⅰ－2のようにまとめることができる。

学校環境衛生活動を円滑に推進するに当たっては、学校の教職員（学校医及び学校薬剤師を含む。以下同じ。）が児童生徒等及び職員の心身の健康の保持増進を図るために必要な活動であることを共通理解するとともに、それぞれの職務の特性を生かした役割について、学校保健計画や校務分掌等により明確にする必要がある。

なお、学校施設を新築、増築、改築、改修する場合、計画及び設計する際の留意事項については、「学校施設整備指針」に示されている。この指針は、学校教育を進める上で必要な施設機能を確保するために示されているものであり、学校の教職員や学校の設置者など学校における環境衛生活動にかかわる関係者が理解し、環境衛生活動を進める上で参考とすることが大切である。

各学校種に対応した「学校施設整備指針」については、下記の文部科学省ホームページで確認することができる。

http://www.mext.go.jp/a_menu/shisetu/seibi/main7_a12.htm

文部科学省　学校施設整備指針　検索

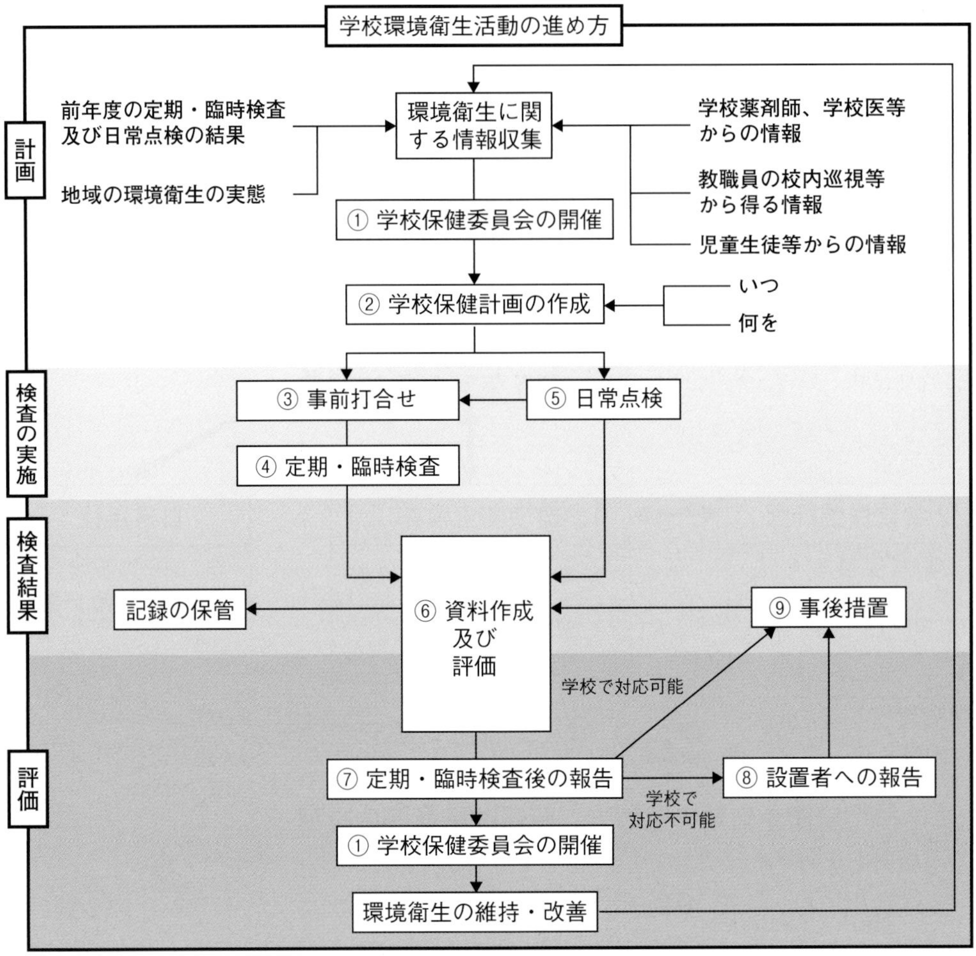

図Ⅰ－2　学校環境衛生活動の進め方

以下に、学校環境衛生活動（図Ⅰ－2の①～⑨）を進める上での関係教職員等の一例を示す。

①　学校保健委員会の開催

環境衛生に関する情報を共有する。

関係教職員等：園長・校長・学長、副園長・副校長・教頭等、学校医、学校歯科医、
学校薬剤師、保健主事、養護教諭、栄養教諭（学校栄養職員）、学年主任、
ＰＴＡ、地域の保健関係者等

②　学校保健計画の作成

環境衛生に関する情報を踏まえて、学校環境衛生検査について計画を策定する（p17「⑵学校保健計画」参照）。

関係教職員等：園長・校長・学長、副園長・副校長・教頭等、保健主事、養護教諭、
栄養教諭（学校栄養職員）、学校薬剤師、学校医等

③　事前打合せ

環境衛生検査の実施する日程、時間、測定項目、測定場所等について、学校薬剤師と学校の担当者が打ち合わせを行う。

関係教職員等：保健主事、養護教諭、施設管理実務担当者、学校薬剤師等

④　定期・臨時検査

主として学校薬剤師が行うが、学校薬剤師の指導の下に学校の担当者が行う場合や学校薬剤師と相談の上で外部の検査機関に依頼する場合が考えられる（p19「①定期検査」、p20「③臨時検査」参照）。

関係教職員等：学校薬剤師、検査機関、保健主事や養護教諭等

⑤　日常点検

各教室の環境については学級担任の役割にするなど、校務分掌等に基づき教職員の役割を明確にして実施する（p20「②日常点検」参照）。

関係教職員等：学級担任、教科担任、園長・校長・学長、副園長・副校長・教頭等、
　　　　　　　養護教諭、栄養教諭（学校栄養職員）等

⑥　資料作成及び評価

学校薬剤師は定期・臨時検査の結果（検査機関が行った結果を含む）について資料を作成した上で、評価を行う。

関係教職員等：学校薬剤師

⑦　定期・臨時検査後の報告

学校薬剤師は定期・臨時検査の結果について校長等に報告する。学校環境衛生の維持及び改善に関して、必要に応じて学校医と協力して指導及び助言を行う。

関係教職員等：園長・校長・学長、副園長・副校長・教頭等、保健主事、養護教諭、
　　　　　　　学校薬剤師、検査機関、学校医等

⑧　設置者への報告

学校環境衛生基準に照らして適正を欠く事項があり、学校では当該措置を講ずることができないときは、校長は学校の設置者にその旨を申し出る。

関係教職員等：園長・校長・学長、副園長・副校長・教頭、学校の設置者等

⑨　事後措置

校長は、学校環境衛生基準に照らして適正を欠く事項について、遅滞なく、その改善のために必要な措置を講ずる。

学校の設置者は、学校からの申し出に対して、学校の適切な環境維持が責務であることを踏まえて適切に対応する。

関係教職員等：園長・校長・学長、副園長・副校長・教頭、学校の設置者等

5　学校環境衛生活動の内容

(1)　学校環境衛生活動の対象

学校環境衛生基準は、学校教育法第1条に規定する学校である幼稚園（幼稚園型認定こども園を含む）、小学校、中学校、義務教育学校、高等学校、中等教育学校、特別支援学校、大学及び高等専門学校に適用され、専修学校及び幼保連携型認定こども園に準用される。

環境衛生検査は、検査の対象となる施設・設備等の有無によって他の法令に基づき行わなければならない場合がある。例えば、学校教育法第1条に規定する学校及び幼保連携型認定こども園では、1棟当たりの延べ面積が8,000 m^2 以上の校舎等が建築物衛生法に規定する特定建築物となり、同法に基づく「建築物環境衛生管理基準」に従わなければならない。一方、専修学校の場合は、1棟当たりの延べ面積が3,000 m^2 以上であれば特定建築物に該当する。「学校環境衛生基準」と「建築物環境衛生管理基準」で同じ項目については、基準値の厳しい方を遵守することになる（図Ⅰ－3）。

学校教育法第 1 条に規定する学校等

⇒　すべての学校は、「学校環境衛生基準」が適用される。
（専修学校、幼保連携型認定こども園については準用）

特定建築物（建築物衛生法第 2 条）に該当する学校等

該当要件：1 棟当たりの延べ面積が、学校教育法第 1 条に規定する学校及び幼保連携型認定こども園は 8,000 m^2 以上、専修学校は 3,000 m^2 以上

⇒　「建築物衛生法」の建築物環境衛生管理基準に従う。
学校環境衛生基準と同じ項目についての基準値は、厳しい方を遵守する。

図Ⅰ－3　学校環境衛生基準と建築物環境衛生管理基準の関係

＜建築物における衛生的環境の確保に関する法律（建築物衛生法）＞

（定義）

第二条　この法律において「特定建築物」とは、興行場、百貨店、店舗、事務所、学校、共同住宅等の用に供される相当程度の規模を有する建築物（建築基準法（昭和二十五年法律第二百一号）第二条第一号に掲げる建築物をいう。以下同じ。）で、多数の者が使用し、又は利用し、かつ、その維持管理について環境衛生上特に配慮が必要なものとして政令で定めるものをいう。

2　前項の政令においては、建築物の用途、延べ面積等により特定建築物を定めるものとする。

（建築物環境衛生管理基準）

第四条　特定建築物の所有者、占有者その他の者で当該特定建築物の維持管理について権原を有するものは、政令で定める基準（以下「建築物環境衛生管理基準」という。）に従つて当該特定建築物の維持管理をしなければならない。

2　建築物環境衛生管理基準は、空気環境の調整、給水及び排水の管理、清掃、ねずみ、昆虫等の防除その他環境衛生上良好な状態を維持するのに必要な措置について定めるものとする。

3　特定建築物以外の建築物で多数の者が使用し、又は利用するものの所有者、占有者その他の者で当該建築物の維持管理について権原を有するものは、建築物環境衛生管理基準に従つて当該建築物の維持管理をするように努めなければならない。

＜建築物衛生法施行令＞

（特定建築物）

第一条　建築物における衛生的環境の確保に関する法律（以下「法」という。）第二条第一項の政令で定める建築物は、次に掲げる用途に供される部分の延べ面積（建築基準法施行令（昭和二十五年政令第三百三十八号）第二条第一項第三号に規定する床面積の合計をいう。以下同じ。）が三千平方メートル以上の建築物及び専ら学校教育法（昭和二十二年法律第二十六号）第一条に規定する学校又は就学前の子どもに関する教育、保育等の総合的な提供の推進に関する法律（平成十八年法律第七十七号）第二条第七項に規定する幼保連携型認定こども園（第三号において「第一条学校等」という。）の用途に供される建築物で延べ面積が八千平方メートル以上のものとする。

一　興行場、百貨店、集会場、図書館、博物館、美術館又は遊技場

二　店舗又は事務所

三　第一条学校等以外の学校（研修所を含む。）

四　旅館

＜参考Ⅰ－2＞

空気環境に関する建築物環境衛生管理基準と学校環境衛生基準の比較

検査項目	建築物環境衛生管理基準	学校環境衛生基準
浮遊粉じんの量	0.15 mg/m^3 以下	0.10 mg/m^3 以下であること
一酸化炭素の含有率	10 ppm 以下	10 ppm 以下であること
二酸化炭素の含有率	1,000 ppm 以下	1,500 ppm 以下であることが望ましい
温度	⑴　17℃以上 28℃以下 ⑵　居室における温度を外気の温度より低くする場合は、その差を著しくしないこと。 （空気調和設備を設けている場合）	17℃以上、28℃以下であることが望ましい。
相対湿度	40％以上 70％以下 （空気調和設備を設けている場合）	30％以上、80％以下であることが望ましい。
気流	0.5 m/ 秒以下	0.5 m/ 秒以下であることが望ましい。
ホルムアルデヒドの量	100 $\mu g/m^3$ 以下	100 $\mu g/m^3$ 以下であること

空気調和設備：エアフィルタ、電気集じん等を用いて外から取り入れた空気等を浄化し、その温度、湿度及び流量を調節して供給（排出を含む。）ことができる機器及び付属設備の総体。

学校教育法第１条に規定する学校及び幼保連携型認定こども園の校舎が特定建築物に該当する場合があることから、考え方について例を示す（参考Ⅰ－3）。校舎等が特定建築物に該当する可能性がある場合は、学校の住所地を管轄する保健所に問い合わせること。

＜参考Ⅰ－3＞

校舎の特定建築物該当性に関する考え方の例

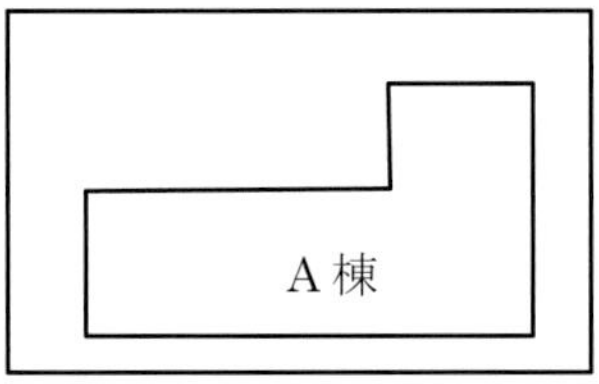

例 1

A 棟の延べ面積が 8,100 m^2 の場合。　⇒該当

A 棟の延べ面積が 7,900 m^2 の場合。　⇒非該当

（1 棟当たりの延べ面積が 8,000 m^2 以上であれば該当する。8,000 m^2 を超えなければ非該当である。）

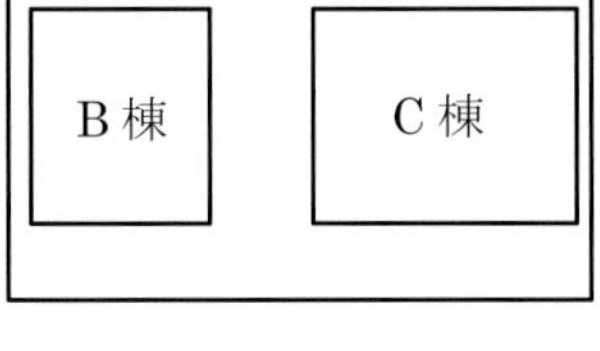

例 2－1

B 棟の延べ面積が 4,000 m^2、C 棟の延べ面積が 5,000 m^2 であり、それぞれが独立している場合。

⇒ B 棟、C 棟ともに非該当

（それぞれ独立した校舎であり、B 棟、C 棟共に 1 棟当たりの延べ面積が 8,000 m^2 未満であることから非該当である。）

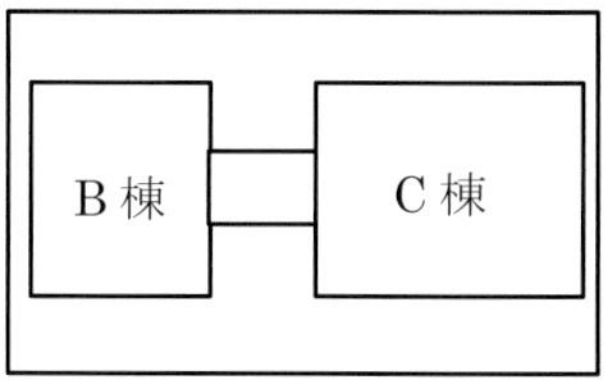

例２－２

B棟の延べ面積が4,000 m^2、C棟の延べ面積が5,000 m^2であり、B棟とC棟が渡り廊下で接続されている場合（合計9,000 m^2）。

⇒該当適否について、保健所に確認すること。

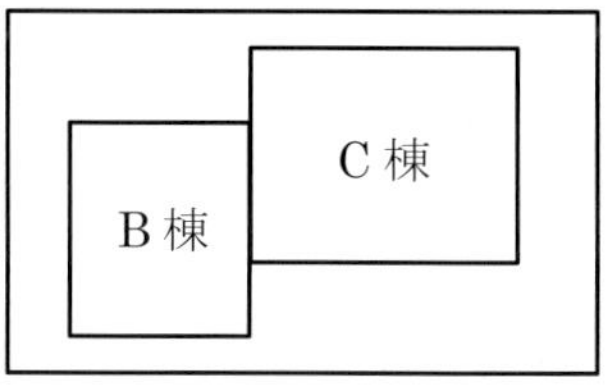

例２－３

B棟の延べ面積が4,000 m^2、C棟の延べ面積が5,000 m^2であり、内部で接続されている場合（合計9,000 m^2）。

⇒該当適否について、保健所に確認すること。

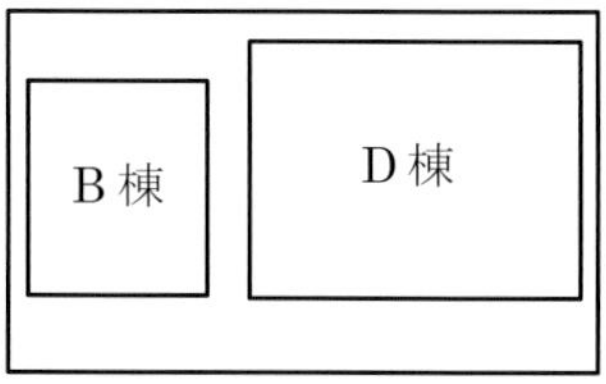

例３

B棟の延べ面積が4,000 m^2、D棟の延べ面積が9,000 m^2であり、それぞれが独立している場合。

⇒B棟は非該当、D棟は該当。

（それぞれ独立した校舎であり、D棟は１棟当たりの延べ面積が8,000 m^2以上であるから該当する。）

なお、上記例以外にも特定建築物に該当する例があることから、不明な場合には保健所に問い合わせること。

(2) 学校保健計画

学校保健安全法第５条では、学校においては、環境衛生検査について計画を策定し、これを実施しなければならないとされている。そのためには、地域や各学校の実情に応じた適切な学校保健計画の立案が必要である。学校における年間の環境衛生活動の一例を示す（参考Ⅰ－4）。

なお、学校給食の衛生管理については、学校環境衛生基準に規定されていないが、学校給食法に基づく「学校給食衛生管理基準」（平成21年文部科学省告示第64号）（参考資料3）において、学校薬剤師等の協力を得て定期的に検査を行うこととされている。学校薬剤師の協力を得て学校給食衛生管理の定期検査を行う場合、学校環境衛生検査の予定も考慮して計画を立てるようにする。

<参考Ⅰ－4>

学校環境衛生活動の一年間（例）

月	活動内容（主に定期検査）
4月 ～ 6月	・学校保健計画の確認及び修正 ・黒板面の色彩の検査 ・照度、まぶしさ、騒音レベルの検査 ・飲料水等の水質及び施設・設備の検査 ・水泳プールの水質及び施設・設備の衛生状態の検査 ・雑用水の水質及び施設・設備の検査 ・一酸化炭素及び二酸化窒素の検査
7月 ～ 9月	・換気、温度、相対湿度、浮遊粉じん及び気流の検査 ・ネズミ、衛生害虫等の検査 ・水泳プールの水質の検査 ・大掃除の実施の検査 ・揮発性有機化合物の検査 ・ダニ又はダニアレルゲンの検査
10月 ～ 12月	・照度、まぶしさ、騒音レベルの検査 ・雑用水の水質及び施設・設備の検査 ・大掃除の実施の検査
1月 ～ 3月	・換気、温度、相対湿度、浮遊粉じん、気流、一酸化炭素及び二酸化窒素の検査 ・大掃除の実施の検査 ・雨水の排水溝等、排水の施設・設備の検査 ・学校保健委員会（定期検査の報告及び評価） ・学校保健計画案の作成（学校環境衛生活動に関する計画立案）

<学校給食衛生管理基準>

第2　学校給食施設及び設備の整備及び管理に係る衛生管理基準

1　学校給食施設及び設備の整備及び管理に係る衛生管理基準は、次の各号に掲げる項目ごとに、次のとおりとする。

（1）学校給食施設

①～③（略）

（2）学校給食設備

①～⑦（略）

（3）学校給食施設及び設備の衛生管理

一～十二（略）

2　学校薬剤師等の協力を得て（1）の各号に掲げる事項について、毎学年1回定期に、（2）及び（3）の各号に掲げる事項については、毎学年3回定期に、検査を行い、その実施記録を保管すること。

(3)　定期検査、日常点検及び臨時検査

学校環境衛生基準に示される定期検査、日常点検及び臨時検査の概略は図Ⅰ－4のとおりである。

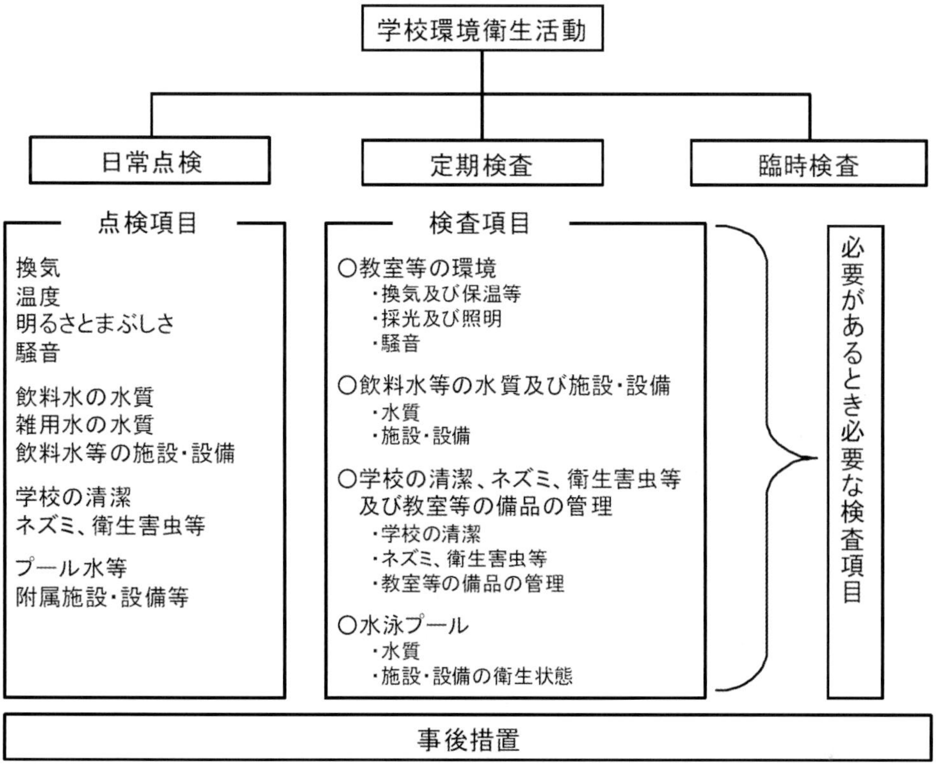

図Ⅰ－4　学校環境衛生活動の概略

①　定期検査

定期検査は、それぞれの検査項目についてその実態を客観的、科学的な方法で定期的に把握し、その結果に基づいて事後措置を講ずるためのものである。したがって、定期検査に使用する測定機器はデジタル機器を含め、適正なものでなくてはならない。検査の実施に当たっては、その内容により、学校薬剤師が自ら行う、学校薬剤師の指導助言の下に教職員が行う、又は学校薬剤師と相談の上で外部の検査機関に依頼することなどが考えられるが、いずれの場合においても各学校における検査の実施については校長の責任のもと、確実かつ適切に実施しなければならない。

特に、検査機関に検査を依頼する場合には、検査機関に任せきりにするのではなく、検査計画の作成、検体採取（又は検体採取立会い）、結果の評価等については、学校薬剤師等学校関係者が中心となって行い、適切な検査の実施に努めなければならない。

なお、学校薬剤師を必置としていない大学及び専修学校においては、保健所等に相談して検査機関に依頼するなど、適切に実施することが求められている。

② 日常点検

日常点検は、点検すべき事項について、毎授業日の授業開始時、授業中、又は授業終了時等において、主として官能法によりその環境を点検し、その点検結果を定期検査や臨時検査に活用したり、必要に応じて事後措置を講じたりするためのものである。各教室の環境については学級担任の役割とするなど、校務分掌等に基づき教職員の役割を明確にした上で、確実に実施する必要がある。

学校環境衛生活動は、身の回りの環境がどのように維持されているかを知る保健教育の一環として、児童生徒等が学校環境衛生活動を行うことも考えられる。

③ 臨時検査

臨時検査は、下記に示すような場合、必要に応じて検査を行うものである。なお、臨時検査を行う場合、定期検査に準じた方法で行う。

・感染症又は食中毒の発生のおそれがあり、また、発生したとき。
・風水害等により環境が不潔になり又は汚染され、感染症の発生のおそれがあるとき。
・新築、改築、改修等及び机、いす、コンピュータ等新たな学校用備品の搬入等により揮発性有機化合物の発生のおそれがあるとき。

第Ⅱ章
学校環境衛生基準

第１　教室等の環境に係る学校環境衛生基準

１　教室等の環境（換気、保温、採光、照明、騒音等の環境をいう。以下同じ。）に係る学校環境衛生基準は、次表の左欄に掲げる検査項目ごとに、同表の右欄のとおりとする。

検査項目		基　準
換気及び保温等	(1)　換気	換気の基準として、二酸化炭素は、1500 ppm 以下であることが望ましい。
	(2)　温度	17℃以上、28℃以下であることが望ましい。
	(3)　相対湿度	30%以上、80%以下であることが望ましい。
	(4)　浮遊粉じん	0.10 mg/m^3 以下であること。
	(5)　気流	0.5 m/ 秒以下であることが望ましい。
	(6)　一酸化炭素	10 ppm 以下であること。
	(7)　二酸化窒素	0.06 ppm 以下であることが望ましい。
	(8)　揮発性有機化合物	
	ア．ホルムアルデヒド	100 $\mu g/m^3$ 以下であること。
	イ．トルエン	260 $\mu g/m^3$ 以下であること。
	ウ．キシレン	870 $\mu g/m^3$ 以下であること。
	エ．パラジクロロベンゼン	240 $\mu g/m^3$ 以下であること。
	オ．エチルベンゼン	3800 $\mu g/m^3$ 以下であること。
	カ．スチレン	220 $\mu g/m^3$ 以下であること。
	(9)　ダニ又はダニアレルゲン	100 匹 $/m^2$ 以下又はこれと同等のアレルゲン量以下であること。
採光及び照明	(10)　照度	(ア)　教室及びそれに準ずる場所の照度の下限値は、300 lx（ルクス）とする。また、教室及び黒板の照度は、500 lx 以上であることが望ましい。 (イ)　教室及び黒板のそれぞれの最大照度と最小照度の比は、20：1 を超えないこと。また、10：1 を超えないことが望ましい。 (ウ)　コンピュータを使用する教室等の机上の照度は、500 ～ 1000 lx 程度が望ましい。 (エ)　テレビやコンピュータ等の画面の垂直面照度は、100 ～ 500 lx 程度が望ましい。 (オ)　その他の場所における照度は、工業標準化法（昭和 24 年法律第 185 号）に基づく日本工業規格（以下「日本工業規格」という。）Z 9110 に規定する学校施設の人工照明の照度基準に適合すること。

	⑾ まぶしさ	㋐ 児童生徒等から見て、黒板の外側 15°以内の範囲に輝きの強い光源（昼光の場合は窓）がないこと。 ㋑ 見え方を妨害するような光沢が、黒板面及び机上面にないこと。 ㋒ 見え方を妨害するような電灯や明るい窓等が、テレビ及びコンピュータ等の画面に映じていないこと。
騒音	⑿ 騒音レベル	教室内の等価騒音レベルは、窓を閉じているときは LAeq 50 dB（デシベル）以下、窓を開けているときは LAeq 55 dB 以下であることが望ましい。

2　1の学校環境衛生基準の達成状況を調査するため、次表の左欄に掲げる検査項目ごとに、同表の右欄に掲げる方法又はこれと同等以上の方法により、検査項目⑴～⑺及び⑽～⑿については、毎学年２回、検査項目⑻及び⑼については、毎学年１回定期に検査を行うものとする。

検査項目		方　法
換気及び保温等	（1） 換気	二酸化炭素は、検知管法により測定する。
	（2） 温度	0.5 度目盛の温度計を用いて測定する。
	（3） 相対湿度	0.5 度目盛の乾湿球湿度計を用いて測定する。
	（4） 浮遊粉じん	相対沈降径 10 μm 以下の浮遊粉じんをろ紙に捕集し、その質量による方法（Low-Volume Air Sampler 法）又は質量濃度変換係数（K）を求めて質量濃度を算出する相対濃度計を用いて測定する。
	（5） 気流	0.2 m/ 秒以上の気流を測定することができる風速計を用いて測定する。
	（6） 一酸化炭素	検知管法により測定する。
	（7） 二酸化窒素	ザルツマン法により測定する。
	（8） 揮発性有機化合物	揮発性有機化合物の採取は、教室等内の温度が高い時期に行い、吸引方式では 30 分間で２回以上、拡散方式では８時間以上行う。
	ア．ホルムアルデヒド	ジニトロフェニルヒドラジン誘導体固相吸着 / 溶媒抽出法により採取し、高速液体クロマトグラフ法により測定する。
	イ．トルエン	固相吸着 / 溶媒抽出法、固相吸着 / 加熱脱着法、容器採取法のいずれかの方法により採取し、ガスクロマトグラフ-質量分析法により測定する。
	ウ．キシレン	
	エ．パラジクロロベンゼン	
	オ．エチルベンゼン	
	カ．スチレン	
	（9） ダニ又はダニアレルゲン	温度及び湿度が高い時期に、ダニの発生しやすい場所において $1\,m^2$ を電気掃除機で１分間吸引し、ダニを捕集する。捕集したダニは、顕微鏡で計数するか、アレルゲンを抽出し、酵素免疫測定法によりアレルゲン量を測定する。

	備考 一　検査項目⑴～⑺については、学校の授業中等に、各階1以上の教室等を選び、適当な場所1か所以上の机上の高さにおいて検査を行う。 　検査項目⑷及び⑸については、空気の温度、湿度又は流量を調節する設備を使用している教室等以外の教室等においては、必要と認める場合に検査を行う。 　検査項目⑷については、検査の結果が著しく基準値を下回る場合には、以後教室等の環境に変化が認められない限り、次回からの検査を省略することができる。 　検査項目⑹及び⑺については、教室等において燃焼器具を使用していない場合に限り、検査を省略することができる。 二　検査項目⑻については、普通教室、音楽室、図工室、コンピュータ教室、体育館等必要と認める教室において検査を行う。 　検査項目⑻ウ～カについては、必要と認める場合に検査を行う。 　検査項目⑻については、児童生徒等がいない教室等において、30分以上換気の後5時間以上密閉してから採取し、ホルムアルデヒドにあっては高速液体クロマトグラフ法により、トルエン、キシレン、パラジクロロベンゼン、エチルベンゼン、スチレンにあってはガスクロマトグラフ－質量分析法により測定した場合に限り、その結果が著しく基準値を下回る場合には、以後教室等の環境に変化が認められない限り、次回からの検査を省略することができる。 三　検査項目⑼については、保健室の寝具、カーペット敷の教室等において検査を行う。	
	⑽　照度	日本工業規格C 1609に規定する照度計の規格に適合する照度計を用いて測定する。 　教室の照度は、図に示す9か所に最も近い児童生徒等の机上で測定し、それらの最大照度、最小照度で示す。 　黒板の照度は、図に示す9か所の垂直面照度を測定し、それらの最大照度、最小照度で示す。 　教室以外の照度は、床上75 cmの水平照度を測定する。なお、体育施設及び幼稚園等の照度は、それぞれの実態に即して測定する。
	⑾　まぶしさ	見え方を妨害する光源、光沢の有無を調べる。

採光及び照明

図

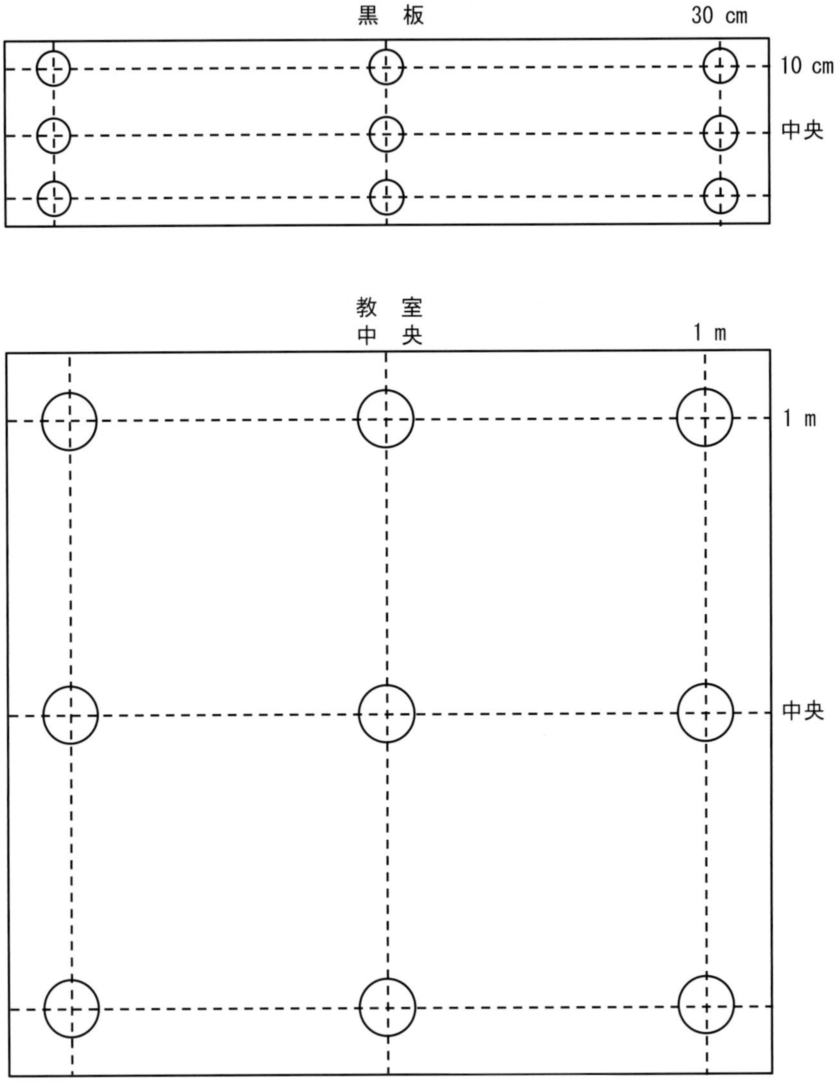

黒　板
30 cm
10 cm
中央
教　室
中　央
1 m
1 m
中央

騒音	(12)　騒音レベル	普通教室に対する工作室、音楽室、廊下、給食施設及び運動場等の校内騒音の影響並びに道路その他の外部騒音の影響があるかどうかを調べ騒音の影響の大きな教室を選び、児童生徒等がいない状態で、教室の窓側と廊下側で、窓を閉じたときと開けたときの等価騒音レベルを測定する。 等価騒音レベルの測定は、日本工業規格 C 1509 に規定する積分・平均機能を備える普通騒音計を用い、A 特性で 5 分間、等価騒音レベルを測定する。 なお、従来の普通騒音計を用いる場合は、普通騒音から等価騒音を換算するための計算式により等価騒音レベルを算出する。 特殊な騒音源がある場合は、日本工業規格 Z 8731 に規定する騒音レベル測定法に準じて行う。
	備考 一　検査項目(12)において、測定結果が著しく基準値を下回る場合には、以後教室等の内外の環境に変化が認められない限り、次回からの検査を省略することができる。	

1　換気及び保温等

(1)　換気

A　検査項目及び基準値の設定根拠等の解説

検査項目	基　準
(1)　換気	換気の基準として、二酸化炭素は、1500 ppm 以下であることが望ましい。

換気の基準は、二酸化炭素の人体に対する直接的な健康影響から定めたものではない。教室内の空気は、外気との入れ換えがなければ、在室する児童生徒等の呼吸等によって、教室の二酸化炭素の量が増加するとともに、同時に他の汚染物質も増加することが考えられる。このため、教室等*における換気の基準として、二酸化炭素濃度は 1,500 ppm 以下であることが望ましいとしている。

換気方法には、窓・欄間の開放による自然換気や機械換気がある。

なお、平成 15 年の「建築基準法」（昭和 25 年法律第 201 号）の改正により、改正後に新築された学校はもとより、改正以前に建築された学校についても、改築・改修等に際して、教室等における機械換気設備の設置が原則義務付けられたことに留意する必要がある。

特定建築物に該当する建築物であり、空気調和設備又は機械換気設備を設けて空気を供給する場合は、建築物衛生法に基づく基準（参考Ｉ－2）が適用される。

*教室等の環境に係る学校環境衛生基準において、「教室等」とは、普通教室、音楽室、図工室、コンピュータ室、体育館、職員室等の児童生徒等及び職員が通常使用する部屋を指すものである。

➢　換気に関して、以下について留意すること。

○　二酸化炭素の量とともに他の汚染物質の増加も考えられることから、空気清浄度の判定は、一酸化炭素及び揮発性有機化合物の濃度等の測定結果を踏まえて、総合的に評価すること。

○　暖房時のみならず、冷房時にも換気に心掛けること。

○　特殊なエアコンを除き、エアコンは室内の空気を循環しているのみで、室内の空気と外気の入れ換えを行っていないことから、換気を行うこと。

○　インフルエンザ等の感染症拡大の予防対策として換気を行うこと。

B　検査方法等の解説

検査項目	方　法
(1)　換気	二酸化炭素は、検知管法により測定する。
備考 学校の授業中等に、各階１以上の教室等を選び、適当な場所１か所以上の机上の高さにおいて検査を行う。	

上表の左欄に掲げる検査項目について、右欄に掲げる方法又はこれと同等以上の方法により、毎学年２回定期に検査を行うものとする。

①　検査回数

毎学年２回定期に行うが、どの時期が適切かは地域の特性を考慮した上、学校で計画立案し、実施する。

特定建築物に該当する建築物であり、空気調和設備又は機械換気設備を設けて空気を供給する場合は、建築物衛生法に基づき、２月以内ごとに１回、定期に測定する（建築物衛生法施行規則第３条の２第３号）。

②　検査場所

学校の授業中等に、各階１以上の教室等を選び、適当な場所１か所以上の机上の高さにおいて検査を行う。なお、幼稚園等では、例えば子供たちが床で活動するのであれば、床の上で検査を行うなど、子供たちの活動状況を考慮して検査を行う。

③　検査方法

二酸化炭素濃度測定は、授業開始前から授業終了時まで経時的に行うことが望ましいが、測定回数を１回とする場合は、二酸化炭素濃度が高くなる授業終了直前に行うこと。

二酸化炭素は、検知管法又はこれと同等以上の方法により測定する。

検知管の使用に当たっては、測定濃度に応じた検知管を用いること。

＜同等以上の方法の例＞

非分散型赤外線ガス分析計（NDIR）を用いて測定する場合、定期的に較正ガスを用い精度管理を実施するほか、センサーや電池の寿命を考慮し、定期的にメーカーの点検を受けること。

C　事後措置

- ➢　二酸化炭素濃度が 1,500 ppm を超えた場合は、換気を行うようにすること。
- ➢　機械による換気が行われていない教室等においては、窓や欄間、入り口の戸等の開け方を工夫し、自然換気が適切に行われるようにすること。
- ➢　機械による換気が行われる教室等においては、運転時間の検討や工夫を行った上で、換気能力の確認等、機械の点検や整備を行うこと。

＜参考Ⅱ－１－１＞

換気量及び換気回数の考え方

【換気量の測定法】

教室等の換気量の測定は、換気方式によって異なり、間接測定法と直接測定法のいずれかによる。換気量を求める方法は、JIS A1406 や日本薬学会衛生試験法に規定されている。

間接測定法：自然換気の場合に用いる方法。教室の３点で二酸化炭素濃度を測定し、その平均値から換気量を求める。なお、二酸化炭素濃度は、教室内に瞬時一様に拡散分布していることを前提としている。

直接測定法：機械換気方式の場合に用いる方法。空気量を吹出し口や隙間等で微風速計により直接測定し、換気量を求める。

【間接測定法による換気量の算出式】

間接測定法で測定した二酸化炭素濃度及び児童生徒等から授業中に発生する二酸化炭素濃度を用いて、換気量を以下の計算式より求める。

なお、授業開始時の教室内の二酸化炭素濃度は、十分に換気を行っていたと仮定し、教室の外部から入ってくる空気の二酸化炭素と同濃度とする。また、教室内の二酸化炭素の発生は一定（定常状態）とする。

$$C_t - C_0 = \frac{M}{Q} \times 1{,}000{,}000$$

$$\Longleftrightarrow \quad \boxed{Q = M \times 1{,}000{,}000 \div (C_t - C_0)}$$

$C_t - C_0$：t 時間後に教室で増加した二酸化炭素濃度（ppm）

C_t：t 時間後における教室の平均二酸化炭素濃度（ppm）

C_0：授業開始時の二酸化炭素濃度（教室の外部から入ってくる空気の二酸化炭素濃度）（ppm）

Q：換気量（発生した二酸化炭素を希釈した空気量）（m^3/ 時）

M：教室で発生した二酸化炭素量（m^3/ 時）= 在室者数 × 二酸化炭素呼出量（m^3/ 時）

* ppm（parts per million）は割合を示す単位であり、全体を百万としたときの割合を示している。そのため、上の式では 1,000,000 を乗じている。

教室で発生した二酸化炭素量Mは、以下に示す在室者が発生する１人当たりの二酸化炭素呼出量から算出する。

幼稚園児・小学生（低学年）… 0.011 m^3/ 時
小学生（高学年）・中学生 … 0.016 m^3/ 時
高校生・大人 … 0.022 m^3/ 時

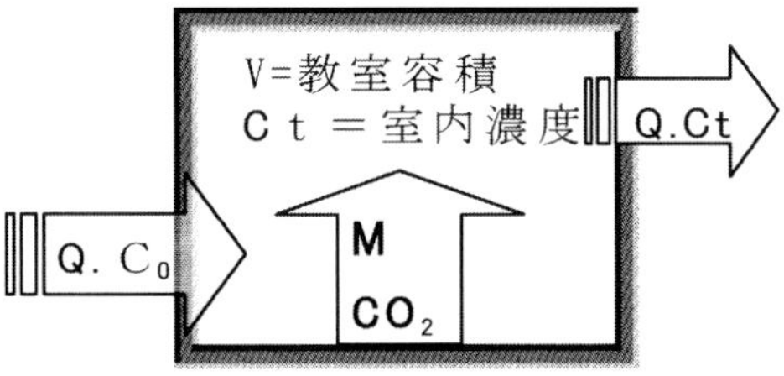

図Ⅱ－１－１　室内濃度と換気の関係

【換気回数】

換気回数は、換気の効果を表す数値である。換気回数（回／時）は、換気量（m^3/ 時）を教室の容積（m^3）で除したものであり、単位時間当たりに教室等の容積に対し何倍の空気が入れ換わるのかを示す値である。1 時間当たりの窓開けの回数を示すものではない。

換気回数は次の式から算出する。

E ＝ Q ÷ V

E：換気回数（回／時）
Q：換気量（m^3/ 時）
V：教室の容積（m^3）

学校環境衛生活動では、教室によってその容積や在室人数が異なるので、二酸化炭素の判定基準 1,500 ppm 以下に保持するために、どの程度の換気量・換気回数が必要であるのか知っておくことが大切である。

【換気量及び換気回数の計算式のまとめ】

授業開始から 1 時間経過後において、基準値 1,500 ppm を維持するために必要な換気回数を算出するための式は次のとおり。（変数は、教室の容積 V と教室で発生した二酸化炭素量 M）

Q（換気量）（m^3/ 時）= M × 1,000,000 ÷（$C_t - C_0$）
E（換気回数）（回／時）= Q ÷ V

M（教室で発生した二酸化炭素量）= 在室者数 × 二酸化炭素呼出量（m^3/ 時）
　二酸化炭素呼出量は、次のとおりとする。
　　幼稚園児・小学生（低学年）・・・0.011 m^3/ 時
　　小学生（高学年）・中学生　・・・0.016 m^3/ 時
　　高校生・大人　・・・0.022 m^3/ 時
$C_t - C_0$（二酸化炭素濃度の変化量）※ = 1,500 − 400 = 1,100（ppm）
V（教室の容積）= 各教室の容積（m^3）

※　ここでは、授業開始から1時間経過後において基準値1,500 ppmを維持することを条件としているため、1時間経過後の二酸化炭素濃度（C_t）= 1,500 ppm、授業開始時の二酸化炭素濃度（C_0）= 400 ppmとしている。

例として、教師1人と小学生（低学年）40人の計41人在室、容積180 m^{3}の教室において、二酸化炭素濃度を1,500 ppm以下に保持するために必要な換気量Qと換気回数Eを算出する。

$$Q = M \times 1{,}000{,}000 \div (C_t - C_0)$$
$$= (0.022 \times 1 + 0.011 \times 40) \times 1{,}000{,}000 \div (1{,}500 - 400)$$
$$= 420\ (\mathrm{m^3/時})$$

教室の容積Vは180 m^{3}であることから、

$$E = Q / V$$
$$= 420/180 = 2.33\cdots\ (回 / 時)$$

1時間当たり教室の容積の2.4倍の換気を行うことで、二酸化炭素濃度を1,500 ppm以下に保持することができる。

幼稚園、小学校（高学年）、中学校及び高等学校等についても同様に計算した結果を小学校（低学年）の結果とともに表Ⅱ－1－1に示す。下表の換気回数以上であれば、児童・生徒等の呼気からの二酸化炭素の発生量に注目した換気基準が満たされる。

表Ⅱ－1－1
教師1人及び幼稚園児35人又は児童・生徒等40人在室、容積180 m^{3}の教室において、1時間後に二酸化炭素濃度を1,500 ppm以下に保持するために必要な換気回数

	換気回数
幼稚園	2.1回 / 時
小学校（低学年）	2.4回 / 時
小学校（高学年）・中学校	3.4回 / 時
高等学校等	4.6回 / 時

＜参考Ⅱ－１－２＞

各学校における二酸化炭素濃度と換気回数の関係

計算式（省略）から授業中の二酸化炭素濃度変化のおおよその傾向を算定した結果を示す。

○小学校（低学年）の教室の例

参考Ⅱ－1－1で示した小学校（低学年）の条件における二酸化炭素濃度と換気回数との関係を図Ⅱ－1－2に示す。小学校（低学年）の場合は、換気回数が2.2回／時であれば、授業終了時（45分後）において基準値を下回るが、換気回数が0.1回／時では授業終了時の二酸化炭素濃度は2,300 ppm程度となる。

表Ⅱ－１－２　教室の条件

・教室の容積	180［m³］
・在室者数 教師（大人） 小学生（低学年）	 1［人］ 40［人］
・外気（授業開始時）の二酸化炭素濃度	400［ppm］

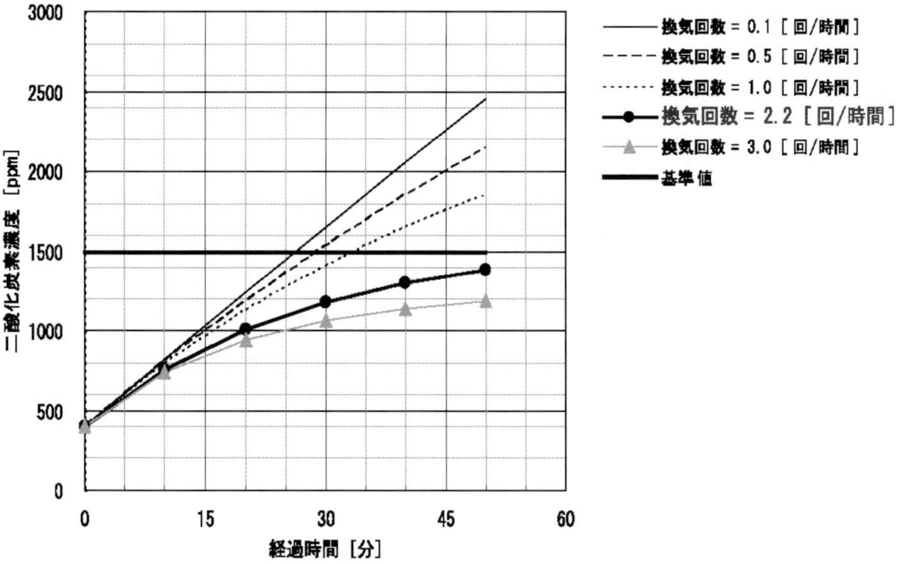

図Ⅱ－１－２　二酸化炭素の経時変化（小学校（低学年）の例）

◯小学校（高学年）・中学校の教室の例

参考Ⅱ－１－１で示した小学校（高学年）及び中学校の条件における二酸化炭素濃度と換気回数との関係を図Ⅱ－１－３に示す。小学校（高学年）及び中学校の場合は、換気回数が3.5回／時あれば、授業終了時（小学校：45分後、中学校：50分後）において基準値以下となるが、0.1回／時では授業終了時には小学校で3,200 ppm程度、中学校で3,500 ppm程度となる。

表Ⅱ－１－３　教室の条件

・教室の容積	180［m^3］
・在室者数 教師（大人） 小学生（高学年）・中学生	 1［人］ 40［人］
・外気（授業開始時）の二酸化炭素濃度	400［ppm］

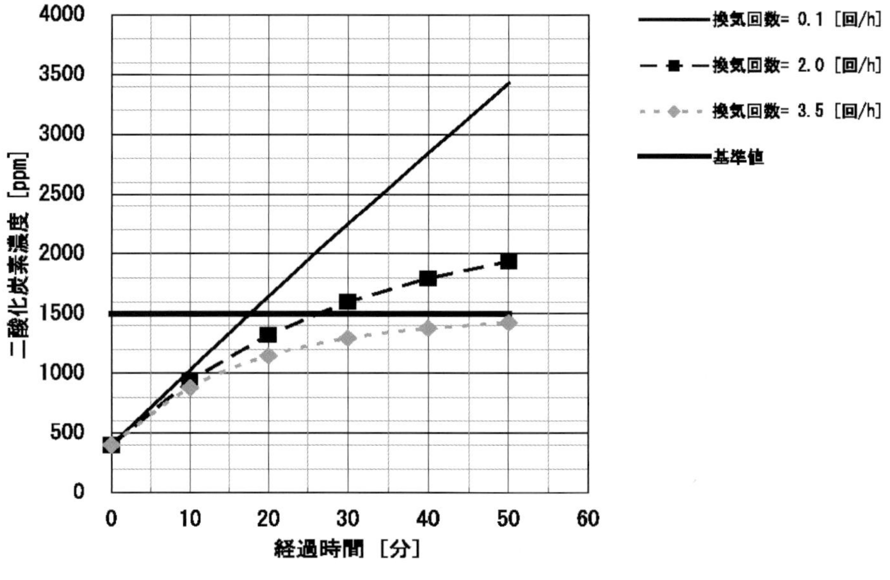

図Ⅱ－１－３　二酸化炭素の経時変化（小学校（高学年）・中学校の例）

○高等学校の教室の例

参考Ⅱ－1－1で示した高等学校の条件における二酸化炭素濃度と換気回数との関係を図Ⅱ－1－4に示す。高等学校の場合は、換気回数が 1.0 回 / 時では授業終了時（50 分後）には 3,000 ppm を超え、2.0 回 / 時では 2,500 ppm でいずれも基準値を満たしていない。換気回数が 4.4 回 / 時であれば二酸化炭素濃度は 1,500 ppm 以下であることが分かる。

表Ⅱ－1－4　教室の条件

・教室の容積	180［m^3］
・在室者数 　教師（大人） 　高校生	 1［人］ 40［人］
・外気（授業開始時）の二酸化炭素濃度	400［ppm］

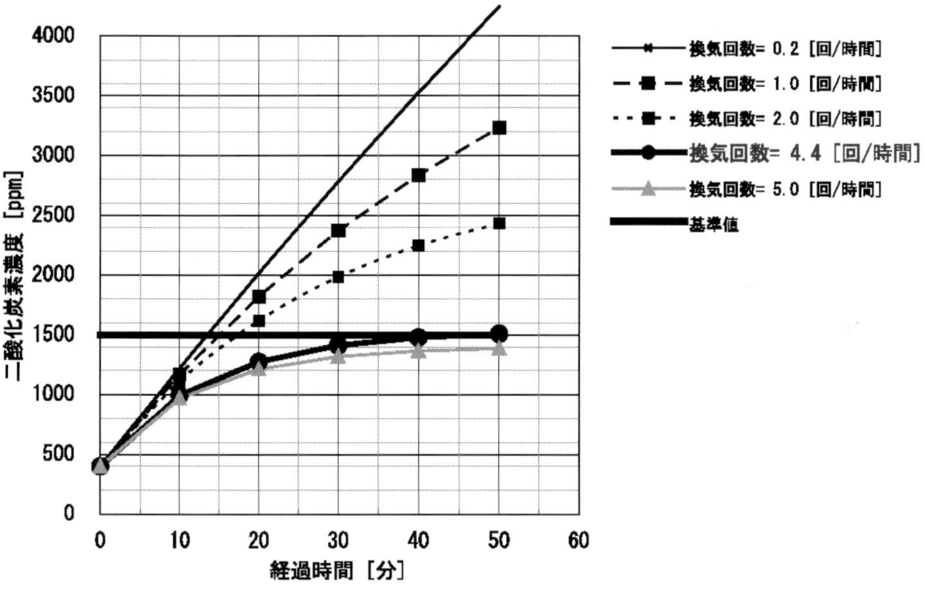

図Ⅱ－1－4　二酸化炭素の経時変化（高等学校の例）

(2)　温度

A　検査項目及び基準値の設定根拠等の解説

検査項目	基　準
(2)　温度	17℃以上、28℃以下であることが望ましい。

温度は、健康的で快適な学習環境を維持するための指標のうち最も馴染みのあるものである。教室等における温度は、昭和39年に「学校環境衛生の基準」の検査項目として規定されて以来、夏は30℃以下、冬は10℃以上であることが望ましいとされてきた。しかし、近年、冷暖房機器の一般家庭への普及に伴い、児童生徒等は快適な温度に保たれた居室環境で過ごす時間が長くなったことにより、教室等の温熱環境における児童生徒等の温冷感は、昭和39年当時とは異なってきていると考えられる。実際、小学生の温冷感に関する調査において、26～27℃以下では「どちらともいえない」「少し暑い」に回答が集中し、27～28℃を超えると「少し暑い」「暑い」「とても暑い」に回答が集中したという結果も報告されている（湯浅梢ら、空気調和・衛生工学会大会学術講演論文集　991-994、2011）。

「学校環境衛生基準」の改正にあたり、このような状況を踏まえて、温度の基準について検討を行った。学校における温度に関して、これまで、児童生徒等に生理的、心理的に負担をかけない最も学習に望ましい条件は、冬期で18～20℃、夏期で25～28℃程度であることを示してきたこと、また、「事務所衛生基準規則」及び「建築物環境衛生管理基準」において、空気調和設備（エアフィルタ等を用いて外気を浄化し、その温度、湿度及び流量（風量）を調節することができる機器類及び附属設備）を設けている場合ではあるが、居室の温度を17℃以上、28℃以下となるように供給する空気を調節するよう規定されていること等を踏まえて、健康を保護し、かつ快適に学習する上で維持されることが望ましい温度の基準を改正し、「17℃以上、28℃以下であることが望ましい」とした。

なお、特定建築物に該当する建築物であり、空気調和設備を設けて空気を供給する場合は、建築物衛生法に基づく基準（参考Ⅰ－2）が適用される。

温熱環境は、温度、相対湿度、気流等によって影響を受けるため、温度のみでなく、相対湿度、気流等も考慮した総合的な対応が求められる。温度の基準は、概ねその基準を遵守することが望ましいものであることに留意すること。

➢　温度に関して、以下について留意すること。

○　室内温度と外気温度の差を無視した過度の冷房は体調を崩す要因となることから、室内温度と外気温度の差は著しくしないこと。

○　ヒトの温度感は、単に教室内の温度に影響されるのではなく、相対湿度や気流の状況等により影響を受けること、また、個人差があることに留意する必要がある。

＜参考Ⅱ－１－３＞

室温と手指及び足の冷えの状態

図Ⅱ－１－５に示すように、室温と手指及び足の冷えの状態をみると、手指の冷えを訴える者は、10℃では半数を超えるが、14℃前後では約30％と少なくなり、16℃以上では20％以下に減少する。このことから、季節や地域によって違いはあるものの、室温が体に大きな影響を及ぼすことが分かる。

暖房時には温められた空気は上方へ、冷たい空気は下方へ移動するため、座位の頭部付近と足元（くるぶし）付近の温度差が10℃前後もみられる教室もある。このような場合は、机上面の高さにおいて、冬期の最も学習に望ましい温度とされている18～20℃であったとしても、必ずしも快適な状態とはいえない。さらに、窓側と廊下側のように水平面で著しい温度差があることが、多くの検査結果からも指摘されている。

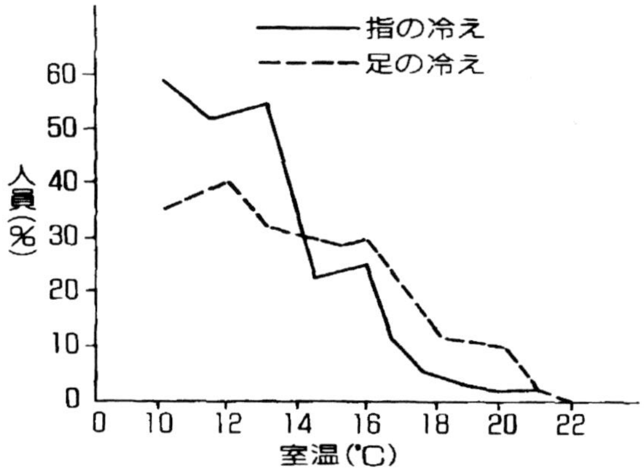

図Ⅱ－１－５　室温と手指と足の冷えを訴えた人員（％）
（軽作業の場合）三浦豊彦

B　検査方法等の解説

検査項目	方　法
(2)　温度	0.5 度目盛の温度計を用いて測定する。
備考 学校の授業中等に、各階 1 以上の教室等を選び、適当な場所 1 か所以上の机上の高さにおいて検査を行う。	

上表の左欄に掲げる検査項目について、右欄に掲げる方法又はこれと同等以上の方法により、毎学年 2 回定期に検査を行うものとする。

①　検査回数

毎学年 2 回定期に行うが、どの時期が適切かは地域の特性を考慮した上、学校で計画立案し、実施する。

特定建築物に該当する建築物であり、空気調和設備を設けて空気を供給する場合は、建築物衛生法に基づき、2 月以内ごとに 1 回、定期に測定する（建築物衛生法施行規則第 3 条の 2 第 3 号）。

②　検査場所

学校の授業中等に、各階 1 以上の教室等を選び、適当な場所 1 か所以上の机上の高さにおいて検査を行う。なお、幼稚園等では、例えば子供たちが床で活動するのであれば、床の上で検査を行うなど、子供たちの活動状況を考慮して検査を行う。

教室等での温度測定は、必要に応じて適当な場所数か所を測定することが望ましい。

③　検査方法

温度計には、アスマン通風乾湿計、熱電対、測温抵抗体（RTD）、赤外線、サーミスタを利用した温度計等があるが、0.5 度目盛の温度計又はこれと同等以上の性能を有する測定器を用いて測定する。

アスマン通風乾湿計は、輻射熱の影響を防ぐために金属製の管内に棒状温度計（乾球、湿球）を入れたもので、温度計の球部に 5 m/ 秒程度の気流を当て、乾球の示度を読み取る。注意点として、応答が遅いので、屋外を測定した後に室内を測定する場合（逆の場合も同様）は、周囲の環境に十分に馴染ませる必要がある。また、気流速度の確保が重要である。

C　事後措置

- ➢ 窓側の温度が高い場合の対策として、カーテンの使用、ひさしの設置やツル性植物による壁面緑化（緑のカーテン）等により外気の影響（日射や温度）を受けにくくすることが考えられる。なお、この場合、照度の低下に留意すること。
- ➢ 教室等において、冷房及び暖房設備を使用する場合は、温度のみで判断せず、その他の環境条件及び児童生徒等の健康状態を観察した上で判断し、衣服による温度調節を含め、適切な措置を講ずること。

(3)　相対湿度

A　検査項目及び基準値の設定根拠等の解説

検査項目	基　準
(3)　相対湿度	30%以上、80%以下であることが望ましい。

相対湿度は、空気中の水蒸気量をその空気の含むことのできる最大限の水蒸気量（飽和水蒸気量）で除して百分率（%）で示したものである。

一般的には、人体にとって最も快適な相対湿度の条件は50～60%程度とされているが、夏は高湿、冬は低湿である日本の気候の特徴を考慮し、学校環境衛生基準では教室内の相対湿度は「30%以上、80%以下であることが望ましい。」としている。

低湿度状態は、のどの粘膜の防御機能を低下させ、インフルエンザ等の感染症にかかりやすくさせたり、アトピー性皮膚炎等の皮膚疾患や気管支喘息等の呼吸器疾患等を増悪させたりする。

特定建築物に該当する建築物であり、空気調和設備を設けて空気を供給する場合は、建築物衛生法に基づく基準（参考Ⅰ－2）が適用される。

B　検査方法等の解説

検査項目	方　法
(3)　相対湿度	0.5度目盛の乾湿球湿度計を用いて測定する。
備考 学校の授業中等に、各階1以上の教室等を選び、適当な場所1か所以上の机上の高さにおいて検査を行う。	

上表の左欄に掲げる検査項目について、右欄に掲げる方法又はこれと同等以上の方法により、毎学年2回定期に検査を行うものとする。

①　検査回数

毎学年2回定期に行うが、どの時期が適切かは地域の特性を考慮した上、学校で計画立案し、実施する。

特定建築物に該当する建築物であり、空気調和設備を設けて空気を供給する場合は、建築物衛生法に基づき、2月以内ごとに1回、定期に測定する（建築物衛生法施行規則第3条の2第3号）。

②　検査場所

学校の授業中等に、各階1以上の教室等を選び、適当な場所1か所以上の机上の高さにおいて検査を行う。なお、幼稚園等では、例えば子供たちが床で活動するのであれば、床の上で検査を行うなど、子供たちの活動状況を考慮して検査を行う。

③　検査方法

乾湿球湿度計には、アスマン通風乾湿計、電気抵抗湿度計、静電容量式湿度計、オーガスト乾湿計等があるが、0.5度目盛の乾湿球湿度計又はこれと同等以上の性能を有する測定器を用いて測定する。

アスマン通風乾湿計は、輻射熱の影響を防ぐために金属製の管内に棒状温度計（乾球、湿球）を入れたもので、湿球部のガーゼ部分に5m/秒程度の気流を当て、乾球、湿球の示度を読み取る。注意点として、応答が遅いので、屋外を測定した後に室内を測定する場合（逆の場合も同様）、周囲の環境に十分に馴染ませる必要がある。また、気流速度の確保が重要である。

C　事後措置

➢ 相対湿度が30％未満の場合には、適切な措置を講ずるようにする。なお、加湿器を使用する場合は、結露が生じ、カビが発生しやすくなることから、過度な加湿に留意すること。また、加湿器のフィルター等にもカビや細菌が発生しやすいことから、加湿器には水道水（塩素処理されており、雑菌が繁殖しにくいため）を使用し、定期的に清掃するなど、メンテナンスを適切に行うこと。特に、加湿器の貯水タンクの内面を洗浄し、清潔にしておくこと。なお、特定建築物における加湿装置については、水質基準に適合した水を使用し、定期に点検及び清掃することとされている（参考Ⅱ－1－4）。

＜参考Ⅱ－1－4＞

建築物衛生法施行規則における加湿装置に関する規定

（空気調和設備に関する衛生上必要な措置）（抜粋）

第三条の十八　令第二条第一号ニに規定する措置は、次の各号に掲げるものとする。

一　冷却塔及び加湿装置に供給する水を水道法（昭和三十二年法律第百七十七号）第四条に規定する水質基準に適合させるため必要な措置

二　（略）

三　加湿装置について、当該加湿装置の使用開始時及び使用を開始した後、一月以内ごとに一回、定期に、その汚れの状況を点検し、必要に応じ、その清掃等を行うこと。ただし、一月を超える期間使用しない加湿装置に係る当該使用しない期間においては、この限りでない。

四　（略）

五　冷却塔、冷却水の水管及び加湿装置の清掃を、それぞれ一年以内ごとに一回、定期に、行うこと。

⑷　浮遊粉じん

A　検査項目及び基準値の設定根拠等の解説

検査項目	基　準
⑷　浮遊粉じん	0.10 mg/m^3 以下であること。

浮遊粉じんは、人体の呼吸器へ直接影響を及ぼすとされる空気中に常に浮遊している微細な物質のうち粒径 10 μm 以下の粒子を検査対象とする。

教室等における浮遊粉じんとして、たばこの煙、チョークの粉や土由来のほか、外気に由来するものが考えられる。

B　検査方法等の解説

検査項目	方　法
⑷　浮遊粉じん	相対沈降径 10 μm 以下の浮遊粉じんをろ紙に捕集し、その質量による方法（Low-Volume Air Sampler 法）又は質量濃度変換係数（K）を求めて質量濃度を算出する相対濃度計を用いて測定する。
備考 学校の授業中等に、各階 1 以上の教室等を選び、適当な場所 1 か所以上の机上の高さにおいて検査を行う。 空気の温度、湿度又は流量を調節する設備を使用している教室等以外の教室等においては、必要と認める場合に検査を行う。 検査の結果が著しく基準値を下回る場合には、以後教室等の環境に変化が認められない限り、次回からの検査を省略することができる。	

上表の左欄に掲げる検査項目について、右欄に掲げる方法又はこれと同等以上の方法により、毎学年 2 回定期に検査を行うものとする。

①　検査回数

毎学年２回定期に行うが、どの時期が適切かは地域の特性を考慮した上、学校で計画立案し、実施する。

空気の温度、湿度又は流量を調節する設備（参考Ⅱ－１－5）を使用している教室等以外の教室等においては、必要と認める場合に検査を行う。また、検査の結果が著しく基準値を下回る場合には、以後教室等の環境に変化が認められない限り、次回からの検査を省略することができる。なお、著しく基準値を下回る場合とは、基準値の 1/2 以下とする。

著しく基準値を下回り、浮遊粉じんの検査を省略した場合においても、清掃頻度の見直し等により教室環境が変化した場合や、学校周囲の交通量の増加や工場等の建設等による外気の状況が変化した場合は、浮遊粉じんの測定を行うようにする。

特定建築物に該当する建築物であり、空気調和設備又は機械換気設備を設けて空気を供給する場合は、建築物衛生法に基づき、２月以内ごとに１回、定期に測定する（建築物衛生法施行規則第３条の２第３号）。

＜参考Ⅱ－1－5＞
空気の温度、湿度又は流量を調節する設備

空気の温度、湿度又は流量を調節する設備とは、冷暖房機や空気調和設備（エアフィルタ等を用いて外気を浄化し、その温度、湿度及び流量（風量）を調節することができる機器類及び附属設備）を指し、具体的には、パッケージエアコン、エアハンドリングユニット、ファンコイルユニット、ファンヒーター、全熱交換器付き換気扇等が該当する。単なる換気扇は該当しない。

②　検査場所

学校の授業中等に、各階1以上の教室等を選び、適当な場所1か所以上の机上の高さにおいて検査を行う。なお、幼稚園等では、例えば子供たちが床で活動するのであれば、床の上で検査を行うなど、子供たちの活動状況を考慮して検査を行う。

③　検査方法

浮遊粉じんについては、質量による方法（Low-Volume Air Sampler 法）又は相対濃度計を用いて測定する。

相対濃度計（光散乱法を利用した粉じん計、圧電天秤法を利用したピエゾバランス粉じん計）を用いる場合、カウント数から質量に変換する際の質量濃度変換係数（K）を学校の現状に合わせる必要がある。教室で発生する粉じんの性状に見合った室内空気の質量濃度変換係数（K）として、$K = 1.30 \times 10^{-3}$ を用い、粉じん量に換算する。

浮遊粉じんの測定には、機器の安定時間として2～3分を要し、その後、少なくとも5分間値の1分平均値を測定値とする。また、可能であれば1日の授業時間中に連続測定して、その結果を平均値で表すのがよい。

相対濃度計については、建築物衛生法に準じて、厚生労働大臣の登録を受けた機関において、1年以内ごとに1回の較正を受けることが望ましい

なお、特定建築物に該当する建築物であり、空気調和設備又は機械換気設備を設けて空気を供給する場合であって、相対濃度計を用いて測定する場合には、当該相対濃度計は、厚生労働大臣の登録を受けた機関において、1年以内ごとに1回の較正を受けることが必要である（建築物衛生法施行規則第3条の2第1号）。

C　事後措置

- 0.10 mg/m³を超えた場合は、その原因を究明し適切な措置を講ずること。また、換気方法や掃除方法等を改善すること。
- たばこの煙が原因となることから、学校においては受動喫煙を防止するために必要な措置を講ずること。
- チョークの粉が浮遊粉じんの原因の一つである。チョークには硫酸カルシウム（石膏）製

チョークと炭酸カルシウム製チョークがあるが、炭酸カルシウム製チョークは、硫酸カルシウム製チョークと比較して粒子の比重が大きく、チョークの粉の飛散が抑えられる。

➢ 上履きに履き替えないで土足で教室を使用している場合は、校舎に入る際にマットで靴底の汚れを落とす指導や床拭きをするなど、土由来の粉じんを抑えるように配慮すること。

➢ 外気が原因と考えられた場合、自治体の環境部局等と相談すること。

⑸　気流

A　検査項目及び基準値の設定根拠等の解説

検査項目	基　準
⑸　気流	0.5 m/ 秒以下であることが望ましい。

人体の快適性の観点から、室内には適度な空気の動きが必要であるが、強い気流は不快感を伴うものである。

窓等の開放による自然換気の場合でも適度な気流が必要であるが、冷暖房機等の使用時には、室内は 0.5 m/ 秒以下であることが望ましい。なお、教室の居住域（床から人の呼吸域の高さの範囲）では 0.2 ～ 0.3 m/ 秒前後が最も望ましい。

特定建築物に該当する建築物であり、空気調和設備又は機械換気設備を設けて空気を供給する場合は、建築物衛生法に基づく基準（参考Ⅰ－2）が適用される。

また、冬期等は隙間風にも関心を払うようにする。

B　検査方法等の解説

検査項目	方　法
⑸　気流	0.2 m/ 秒以上の気流を測定することができる風速計を用いて測定する。
備考 学校の授業中等に、各階 1 以上の教室等を選び、適当な場所 1 か所以上の机上の高さにおいて検査を行う。 空気の温度、湿度又は流量を調節する設備を使用している教室等以外の教室等においては、必要と認める場合に検査を行う。	

上表の左欄に掲げる検査項目について、右欄に掲げる方法又はこれと同等以上の方法により、毎学年２回定期に検査を行うものとする。

①　検査回数

毎学年２回定期に行うが、どの時期が適切かは地域の特性を考慮した上、学校で計画立案し、実施する。

特定建築物に該当する建築物であり、空気調和設備又は機械換気設備を設けて空気を供給する場合は、建築物衛生法に基づき、２月以内ごとに１回、定期に測定する（建築物衛生法施行規則第３条の２第３号）。

② 検査場所

学校の授業中等に、各階1以上の教室等を選び、適当な場所1か所以上の机上の高さにおいて検査を行う。なお、幼稚園等では、例えば子供たちが床で活動するのであれば、床の上で検査を行うなど、子供たちの活動状況を考慮して検査を行う。

空気の温度、湿度又は流量を調節する設備を使用している教室等以外の教室等においては、必要と認める場合に検査を行う。

③ 検査方法

0.2 m/ 秒以上の気流を測定することができる風速計を用いて測定する。

風速計には、カタ温度計や微風速計がある。

カタ温度計は、カタ冷却力を利用したもので、身体が感じる気流を最も良く表わしている。なお、カタ温度計は球部の表面積を大きくしたガラスのアルコール計であり、魔法瓶等を使い、温度の下降時間を読み取る等その手法が煩雑である。

微風速計に指向性（特定方向の風速に感知）がある場合には、測定時にセンサー部を風上に向けて数値を読み取り、複数回測定した平均値で気流速度を求めるようにする。微風速計を使用する場合は、電源の電圧低下に留意すること。

C　事後措置

➢ 0.5 m/ 秒超の気流が生じている場合は、空気の温度、湿度又は流量を調節する設備の吹き出し口等の適当な調節を行うようにすること。

(6)　一酸化炭素

A　検査項目及び基準値の設定根拠等の解説

検査項目	基　準
(6)　一酸化炭素	10 ppm 以下であること。

一酸化炭素は不完全燃焼に伴って発生し、その濃度が高い場合には直接人の健康に影響する。この基準値については、学校が児童生徒等の生活の場、学習の場であることを考えて、10 ppm 以下であることとされている。

B　検査方法等の解説

検査項目	方　法
(6)　一酸化炭素	検知管法により測定する。
備考 学校の授業中等に、各階１以上の教室等を選び、適当な場所１か所以上の机上の高さにおいて検査を行う。 教室等において燃焼器具を使用していない場合に限り、検査を省略することができる。	

上表の左欄に掲げる検査項目について、右欄に掲げる方法又はこれと同等以上の方法により、毎学年２回定期に検査を行うものとする。

①　検査回数

毎学年２回定期に行うが、どの時期が適切かは地域の特性を考慮した上、学校で計画立案し、実施する。

毎学年２回の定期検査の対象となる教室等とは、具体的には、長期間、燃焼器具により暖房する教室等や給湯器等が置かれた職員室等である。また、教科等において燃焼器具を使用している教室等は、燃焼器具を使用しているときに適宜測定する。

なお、教室等において燃焼器具を使用していない場合に限り、検査を省略することができる。

特定建築物に該当する建築物であり、空気調和設備又は機械換気設備を設けて空気を供給する場合は、建築物衛生法に基づき、２月以内ごとに１回、定期に測定する（建築物衛生法施行規則第３条の２第３号）。

②　検査場所

学校の授業中等に、各階１以上の教室等を選び、適当な場所１か所以上の机上の高さにおいて検査を行う。なお、幼稚園等では、例えば子供たちが床で活動するのであれば、床の上で検査を行うなど、子供たちの活動状況を考慮して検査を行う。

③　検査方法

一酸化炭素は、検知管を用いて測定する。

検知管の使用に当たっては、測定濃度に応じた検知管を用いること。

＜同等以上の方法の例＞

非分散形赤外線吸収法、定電位電解法、水素炎イオン化検出法（FID）及び接触燃焼法を利用した測定器がある。定電位電解法を利用した測定器（記録計付きの機器では自動測定も可能である。）を用いる場合は、定期的に較正ガスを用い精度管理を実施するほか、センサーや電池の寿命を考慮し、定期的にメーカーの点検を受けること。

C　事後措置

- 10 ppm を超えた場合は、その発生の原因を究明し、適切な措置を講ずること。発生源として考えられるのは、主に室内における燃焼器具の使用である。
- 窓が閉め切られた状態で自然排気式（CF 式）ボイラーと換気扇を同時に使用し、室内の圧力が室外よりも低下したため、一酸化炭素を含むボイラーの排気が正常に室外へ排出されず室内の一酸化炭素濃度が上昇し事故に至った例が報告されている。学校内に自然排気式（CF 式）ボイラーが設置されている場合には、換気扇との同時使用を避け、適切な換気が行われるような措置を講ずること。また、屋外式のボイラーへの交換を促進すること。

(7)　二酸化窒素

A　検査項目及び基準値の設定根拠等の解説

検査項目	基　準
(7)　二酸化窒素	0.06 ppm 以下であることが望ましい。

二酸化窒素は、灯油等の化石燃料の燃焼に伴って発生する。室内では、燃焼ガスが室内に放出される石油ストーブや石油ファンヒーター等の燃焼器具が発生要因となり得る。空気汚染物質としての二酸化窒素は、高濃度で呼吸器に影響を及ぼすものであり、大気環境では光化学オキシダントの原因物質として知られている。

大気の環境基準では 1 時間値の 1 日平均値が 0.04 ～ 0.06 ppm までの範囲内又はそれ以下とされているので、教室内でも 0.06 ppm 以下であることが望ましい。

B　検査方法等の解説

検査項目	方　法
(7)　二酸化窒素	ザルツマン法により測定する。
備考 学校の授業中等に、各階 1 以上の教室等を選び、適当な場所 1 か所以上の机上の高さにおいて検査を行う。 教室等において燃焼器具を使用していない場合に限り、検査を省略することができる。	

上表の左欄に掲げる検査項目について、右欄に掲げる方法又はこれと同等以上の方法により、毎学年 2 回定期に検査を行うものとする。

①　検査回数

毎学年 2 回定期に行うが、どの時期が適切かは地域の特性を考慮した上、学校で計画立案し、実施する。

毎学年 2 回の定期検査の対象となる教室等とは、具体的には、長期間、燃焼器具により暖房する教室等や給湯器等が置かれた職員室等である。また、教科等において燃焼器具を使用している教室等は、燃焼器具を使用しているときに適宜測定する。

なお、教室等において燃焼器具を使用していない場合に限り、検査を省略することができる。

②　検査場所

学校の授業中等に、各階１以上の教室等を選び、適当な場所１か所以上の机上の高さにおいて検査を行う。なお、幼稚園等では、例えば子供たちが床で活動するのであれば、床の上で検査を行うなど、子供たちの活動状況を考慮して検査を行う。

③　検査方法

ザルツマン法を用いて測定する。

すなわち、試料空気中の二酸化窒素をザルツマン試薬により発色させ、吸光光度法で測定する。大気環境測定等の標準法となっている。ザルツマン法を用いた自動計測器は、日本工業規格（JIS）の認証が行われている。

＜同等以上の方法の例＞

○　化学発光法を用いて測定する。化学発光法を用いた自動計測器は、日本工業規格（JIS）の認証が行われている。

○　室内で短時間に測定する方法として、トリエタノールアミン（TEA）を含浸させたサンプラーで捕集し、ナフチルエチレンジアミン法で分析する簡易法もある。

C　事後措置

➢　基準値を超えた場合は、その発生の原因を究明し、換気を励行するとともに、汚染物質の発生を低くする等適切な措置を講ずること。

➢　外気の二酸化窒素も検出されるので、外気濃度にも注意を払う必要がある。周辺の交通量が多い学校では、外気濃度の測定に努め、外気の濃度が高い場合は、自治体の環境部局等に相談すること。

⑻　揮発性有機化合物

A　検査項目及び基準値の設定根拠等の解説

検査項目	基　準
⑻　揮発性有機化合物	
ア．ホルムアルデヒド	100 $\mu g/m^3$ 以下であること。
イ．トルエン	260 $\mu g/m^3$ 以下であること。
ウ．キシレン	870 $\mu g/m^3$ 以下であること。
エ．パラジクロロベンゼン	240 $\mu g/m^3$ 以下であること。
オ．エチルベンゼン	3800 $\mu g/m^3$ 以下であること。
カ．スチレン	220 $\mu g/m^3$ 以下であること。

揮発性有機化合物（VOC：Volatile Organic Compounds）は、蒸発しやすく（揮発性）、大気中で気体となる有機化合物の総称である。各種揮発性有機化合物は、室内の建材や教材、塗料や備品等から発生し、児童生徒等が学校で不快な刺激や臭気を感じ、状況によってシックハウス症候群の発生要因になるとされている。

厚生労働省では、次の物質について室内濃度指針値を設定している（参考Ⅱ－1－6）。

室内濃度指針値は、その時点での科学的な知見に基づき「一生涯その化学物質について指針値以下の濃度の暴露を受けたとしても、健康への有害な影響を受けないであろうとの判断により設定された値」であり、室内濃度指針値を一時的にかつわずかに超えたとしても直ちに健康への有害な影響を生じるわけではない。しかしながら、その化学物質による身体の不調が疑われる場合には、医師等に受診・相談することが望ましいと考えられる（化学物質の室内濃度指針値についてのQ＆A（平成16年3月30日厚生労働省医薬食品局審査管理課化学物質安全対策室））。

なお、学校における室内空気中化学物質による健康障害に対する対策の基本的な留意点については、「健康的な学習環境を維持管理するために　－学校における化学物質による健康障害に関する参考資料－」（平成24年1月　文部科学省）を参考にすること。

http://www.mext.go.jp/a_menu/kenko/hoken/1315519.htm

文部科学省　化学物質　健康障害　　検索

＜参考Ⅱ－1－6＞

厚生労働省による室内空気中化学物質の指針値及び毒性指標

（平成30年3月現在）

揮発性有機化合物	室内濃度指針値*	毒性指標
ホルムアルデヒド	100 $\mu g/m^3$ (0.08 ppm)	ヒト吸入暴露における鼻咽頭粘膜への刺激
トルエン	260 $\mu g/m^3$ (0.07 ppm)	ヒト吸入暴露における神経行動機能及び生殖発生への影響
キシレン	870 $\mu g/m^3$ (0.20 ppm)	妊娠ラット吸入暴露における出生児の中枢神経系発達への影響
パラジクロロベンゼン	240 $\mu g/m^3$ (0.04 ppm)	ビーグル犬経口暴露における肝臓及び腎臓等への影響
エチルベンゼン	3800 $\mu g/m^3$ (0.88 ppm)	マウス及びラット吸入暴露における肝臓及び腎臓への影響
スチレン	220 $\mu g/m^3$ (0.05 ppm)	ラット吸入暴露における脳や肝臓への影響
クロルピリホス	1 $\mu g/m^3$ (0.07 ppb) 但し、小児の場合は 0.1 $\mu g/m^3$ (0.007 ppb)	母ラット経口暴露における新生児の神経発達への影響及び新生児脳への形態学的影響
フタル酸ジ-n-ブチル	220 $\mu g/m^3$ (0.02 ppm)	母ラット経口暴露における新生児の生殖器の構造異常等の影響
テトラデカン	330 $\mu g/m^3$ (0.04 ppm)	C_8-C_{16} 混合物のラット経口暴露における肝臓への影響
フタル酸ジ-2-エチルヘキシル	120 $\mu g/m^3$ (7.6 ppb)**	ラット経口暴露における精巣への病理組織学的影響
ダイアジノン	0.29 $\mu g/m^3$ (0.02 ppb)	ラット吸入暴露における血漿及び赤血球コリンエステラーゼ活性への影響
アセトアルデヒド	48 $\mu g/m^3$ (0.03 pp m)	ラットの経気道暴露における鼻腔嗅覚上皮への影響
フェノブカルブ	33 $\mu g/m^3$ (3.8 ppb)	ラットの経口暴露におけるコリンエステラーゼ活性などへの影響
総揮発性有機化合物 (TVOC)＜暫定目標値＞	400 $\mu g/m^3$	

＊　：両単位の換算は25℃の場合による。

＊＊：フタル酸ジ-2-エチルヘキシルの蒸気圧については 1.3×10^{-5}Pa（25℃）～ 8.6×10^{-4}Pa（20℃）等多数の文献値があり、これらの換算濃度はそれぞれ0.12～8.5 ppb相当である。

文部科学省は、厚生労働省の指針値の設定を受けて、財団法人日本学校保健会（現、公益財団法人（以下「公財」という）日本学校保健会）に委託して、全国各地の新築・改築（1年程度）、全面改修（1年程度）、築5年程度、築10年程度、築20年程度の学校から各10校、合計50校を選定し、普通教室、音楽室、体育館（講堂を含む）、保健室、図工室（技術室を含む）及びコンピュータ教室等の空気中化学物質について約1,000か所で測定した。

平成12年9月～10月（夏期）及び平成12年12月～平成13年2月（冬期）にホルムアルデヒド、トルエン、キシレン及びパラジクロロベンゼンを測定した結果、ホルムアルデヒド及びトルエンでは指針値（参考Ⅱ－1－6）を超えた部屋が認められた。また、防虫・消臭剤としてパラジクロロベンゼンを使用している便所において指針値を超えた例があった。

さらに、平成13年9月～10月（夏期）及び平成12年12月～平成13年2月（冬期）にエチルベンゼン、スチレン、クロルピリホス及びフタル酸-n-ブチル、並びに平成13年9月～10月（夏期）及び平成13年12月～平成14年2月（冬期）にテトラデカン、フタル酸ジ-2-エチルヘキシル、ダイアジノンを測定した結果、クロルピリホス、フタル酸-n-ブチル、テトラデカン及びダイアジノンについては指針値を超える例はなく、また、検出された場合であってもその測定値は指針値に比べて非常に低い値であった。ただし、スチレンについては測定した部屋のうち一か所が指針値以上の値を示し、エチルベンゼンについても同じ場所で指針値の1/2を超える値を示す部屋があった。

・学校における室内空気中化学物質に関する実態調査

http://www.hokenkai.or.jp/8/8-8.html

日本学校保健会　室内空気中化学物質　検索

以上の調査結果を踏まえ、教室内の存在が懸念される6物質、すなわちホルムアルデヒド、トルエン、キシレン、パラジクロロベンゼン、エチルベンゼン、スチレンについては学校環境衛生基準に盛り込んでいる。

これらの化学物質は、学校では建築材料、設備や教材・教具等のほか、木製合板の机・いす、使用薬剤等に用いられることがあるので注意する必要がある。化学物質の発生源となる可能性のあるものの例をまとめると以下のようになる（参考Ⅱ－1－7）。

＜参考Ⅱ－1－7＞

揮発性有機化合物の発生源となる可能性があるもの

ホルムアルデヒド	机・いす等、ビニル壁紙、パーティクルボード、フローリング、断熱材等（合板や内装材等のユリア系、メラミン系、フェノール系等の接着剤）
トルエン	美術用品、油性ニス、樹脂系接着剤、ワックス溶剤、可塑剤、アンチノッキング剤等
キシレン	油性ペイント、樹脂塗料、ワックス溶剤、可塑剤
パラジクロロベンゼン	消臭剤、芳香剤、防虫剤等
エチルベンゼン	接着剤や塗料の溶剤及び希釈剤
スチレン	樹脂塗料等に含まれる高分子化合物の原料

B　検査方法等の解説

検査項目	方　法
(8)　揮発性有機化合物	揮発性有機化合物の採取は、教室等内の温度が高い時期に行い、吸引方式では 30 分間で 2 回以上、拡散方式では 8 時間以上行う。
ア．ホルムアルデヒド	ジニトロフェニルヒドラジン誘導体固相吸着 / 溶媒抽出法により採取し、高速液体クロマトグラフ法により測定する。
イ．トルエン	固相吸着 / 溶媒抽出法、固相吸着 / 加熱脱着法、容器採取法のいずれかの方法により採取し、ガスクロマトグラフ－質量分析法により測定する。
ウ．キシレン	
エ．パラジクロロベンゼン	
オ．エチルベンゼン	
カ．スチレン	

備考

普通教室、音楽室、図工室、コンピュータ教室、体育館等必要と認める教室において検査を行う。

ウ～カについては、必要と認める場合に検査を行う。

児童生徒等がいない教室等において、30 分以上換気の後 5 時間以上密閉してから採取し、ホルムアルデヒドにあっては高速液体クロマトグラフ法により、トルエン、キシレン、パラジクロロベンゼン、エチルベンゼン、スチレンにあってはガスクロマトグラフ－質量分析法により測定した場合に限り、その結果が著しく基準値を下回る場合には、以後教室等の環境に変化が認められない限り、次回からの検査を省略することができる。

上表の左欄に掲げる検査項目について、右欄に掲げる方法又はこれと同等以上の方法により、毎学年 1 回定期に検査を行うものとする。

ア　ホルムアルデヒド

①　検査回数

毎学年 1 回、教室等内の温度が高い時期に定期に行うが、どの時期が適切かは地域の特性を考慮した上、学校で計画立案し、実施する。

ただし、児童生徒等がいない教室等において、30 分以上換気の後、5 時間以上密閉してから採取し、ホルムアルデヒドにあっては、高速液体クロマトグラフ法（HPLC）により測定した場合に限り、その結果が著しく基準値を下回る場合には、以後教室等の環境に変化が認められない限り、次回からの検査を省略することができる。

なお、著しく基準値を下回る場合とは、基準値の 1/2 以下とする。

特定建築物に該当する建築物であって、特定建築物の建築（建築基準法（昭和 25 年法律第 201 号）第 2 条第 13 号に規定する建築をいう。）、大規模の修繕（同条第 14 号に規定する大規模の修繕をいう。）又は大規模の模様替（同条第 15 号に規定する大規模の模様替をいう。）（以下「建築等」と総称する。）を行ったときは、当該建築等を行った階層の居室におけるホルムアルデヒドの量について、当該建築等を完了し、その使用を開始した日以後最初に到来する測定期間（6 月 1 日から 9 月 30 日までの期間をいう。）中に一回、測定すること（建築物衛生法施行規則第 3 条の 2 第 4 号）。

②　検査場所

検査は、普通教室、音楽室、図工室、コンピュータ室、体育館等必要と認める教室等において行う。また、それぞれの教室等の種別に応じ、日照が多い教室等、発生源の予想される教室等や刺激臭や不快な臭いがする場所等を測定の対象とし、化学物質の濃度が相対的に高いと見込まれる場所において、少なくとも1か所以上を選定する。具体的には、全体の平均的な値が得られる中央付近が適当と考えられる。

体育館等では部屋の中央付近、高さ120～150 cmの位置で行う。体育館等の使用時は、使用状況にあわせて少なくとも壁から1 m以上離れた場所、2か所以上で採取する。

③　検査方法

【検査時の事前措置】

教室の濃度を外気濃度と同じ程度にするため、教室等の窓、戸、戸棚等を開けて30分以上換気する。その後、開放したところを閉め、そのまま5時間以上放置する。

【検体の採取法】

空気の採取は、授業を行う時間帯（揮発性有機化合物濃度の日変動が最大となると予想される午後2時～3時頃が望ましい）に机上の高さで行う。採取は、原則として、児童生徒等がいない教室等において窓等を閉めた状態で行う。なお、幼稚園等では、例えば子供たちが床で活動するのであれば、床の上で採取を行うなど、子供たちの活動状況を考慮して採取を行う。

通常の授業が行われている環境条件の教室等で採取を行う場合は、基準の備考に示す「次回からの検査を省略することができる」の適用から外れることとなる。

採取方法には、以下の方法がある。

◆　空気吸着管に吸着させる方法

○　吸引方式（アクティブ法）

精密ポンプを用いて、ジニトロフェニルヒドラジン（DNPH）捕集管に試料の空気を一定量採取する方法（図Ⅱ－1－6）。

空気試料の採取時間は30分間、2回採取し、平均値を測定値とする。

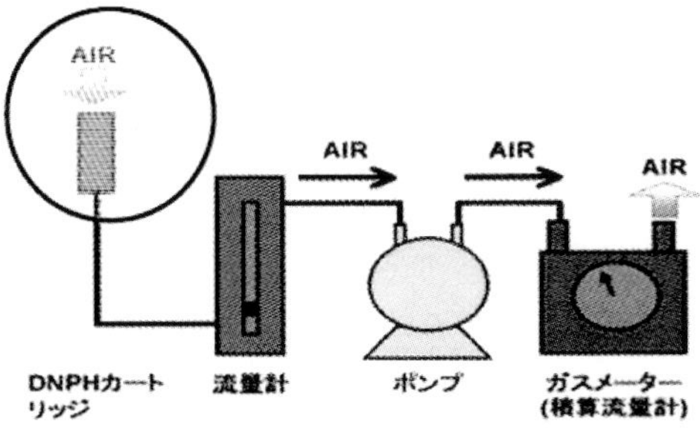

図Ⅱ－1－6　吸引方式（アクティブ法）の例

○　拡散方式（パッシブ法）

揮発性有機化合物の空気中の拡散作用を利用して、細いチューブに充填した捕集剤に、ポンプなしで受動的に採取する方法。なお、捕集剤は、対象とする揮発性有機化合物により異なる。

空気試料の採取時間は始業から終業を目安に8時間以上、1回採取する。

＜同等以上の方法の例＞

建築物衛生法等では、4-アミノ-3-ヒドラジノ-5-メルカプト-1,2,4-トリアゾール法（AHMT法）によることも可能となっている（平成15年10月7日付健衛発第1007003号「ホルムアルデヒドの量の測定に関する留意事項の変更について」）。

また、建築物衛生法（施行規則第3条の2　第1号の表の第7号の下欄の規定）では、ホルムアルデヒドの測定器について、指定測定器（厚生労働大臣が別に指定する測定器）が告示されている（参考Ⅱ－1－8）。

【分析測定】

ジニトロフェニルヒドラジン（DNPH）誘導体化固相吸着/溶媒抽出法によって抽出し、高速液体クロマトグラフ法によって分析する。これは吸引方式（アクティブ法）、拡散方式（パッシブ法）とも同じである。

なお、厚生労働省によれば、建築物衛生法の特定建築物に該当する学校施設において、「学校環境衛生基準」に基づく測定と建築物衛生法に基づく測定が同時期に行われる場合には、「学校環境衛生基準」に基づき、ホルムアルデヒドの検査を行った場合には、この結果をもって建築物衛生法に基づく検査結果として差し支えないとしている。

＜参考Ⅱ－1－8＞
ホルムアルデヒドの指定測定器

平成30年3月現在、建築物衛生法施行規則の規定に基づき、厚生労働大臣が別に指定する測定器として以下のものが示されている。

指定番号	型式	製造者等の名称
1501	FP－30	理研計器株式会社
1502	710	光明理化学工業株式会社
1503	XP－308B	新コスモス電機株式会社
1504	91P	株式会社ガステック
1505	91PL	株式会社ガステック
1506	TFBA－A	株式会社住化分析センター
1601	IS4160－SP（HCHO）	株式会社ジェイエムエス
1602	ホルムアルデメータ htV	株式会社ジェイエムエス
1603	3分測定携帯型ホルムアルデヒドセンサー	株式会社バイオメディア
1604	FANAT－10	有限会社エフテクノ
1901	CNET－A	株式会社住化分析センター
1902	MDS－100	株式会社ガステック
2301	FMM－MD	神栄テクノロジー株式会社
2701	FP－31	理研計器株式会社
2702	713	光明理化学工業株式会社
2703	261S	株式会社ガステック

＜参考Ⅱ－1－9＞
測定値（ppm）を重量／体積濃度（$\mu g/m^3$）へ換算する方法

【換算式】

$$\text{計算値}\ (\mu g/m^3) = \underbrace{\text{測定値}\ (\text{ppm}) \times \frac{\text{気体の分子量}}{22.4}}_{\text{気体1Lあたりの物質量}\ (\mu g)} \times \frac{273}{(273+t)} \times 1{,}000$$

標準状態（0℃、1気圧）での気体1 molの体積（L）：22.4（L/mol）

温度：絶対温度（K）を用いる。0℃が273 Kに相当するため、t℃は273＋t（K）

*1（m^3）＝1,000（L）

（例）ホルムアルデヒド（分子量：30.03）の場合

$$\text{計算値}\ (\mu g/m^3) = \text{測定値}\ (\text{ppm}) \times \frac{30.03}{22.4} \times \frac{273}{(273+t)} \times 1{,}000$$

イ　トルエン
ウ　キシレン
エ　パラジクロロベンゼン
オ　エチルベンゼン
カ　スチレン

①　検査回数

トルエンについては、毎学年1回定期に行うが、どの時期が適切かは地域の特性を考慮した上、学校で計画立案し、実施する。

キシレン、パラジクロロベンゼン、エチルベンゼン、スチレンについては、必要と認める場合に毎学年1回定期に行う。なお、必要と認める場合とは、キシレン、パラジクロロベンゼン、エチルベンゼン、スチレンの使用が疑われる場合を指す。

「学校における室内空気中化学物質に関する実態調査」によれば、キシレン及びエチルベンゼンについては基準値を下回ったこと、パラジクロロベンゼンは防虫剤や消臭剤等の使用及びスチレンはスチレン系の接着剤の使用がなければその濃度は著しく低かったことから、その状況によって検査を省略することができる。このような状況から、検査を行う際には、使用状況等を調査した上で検査を実施するかどうかについて判断することが望ましい。

児童生徒等がいない教室等において、30分以上換気の後5時間以上密閉してから採取し、トルエン、キシレン、パラジクロロベンゼン、エチルベンゼン、スチレンにあってはガスクロマトグラフ－質量分析（GC-MS）法により測定し、その結果が著しく基準値を下回る場合には、以後教室等の環境に変化が認められない限り、次回からの検査を省略することができる。

なお、著しく基準値を下回る場合とは、基準値の1/2以下とする。

②　検査場所

検査は、普通教室、音楽室、図工室、コンピュータ室、体育館等必要と認める教室等において行う。また、それぞれの教室等の種別に応じ、日照が多い教室等、発生源の予想される教室等や刺激臭や不快な臭いがする場所等を測定の対象とし、化学物質の濃度が相対的に高いと見込まれる場所において、少なくとも1か所以上を選定する。具体的には、全体の平均的な値が得られる中央付近が適当と考えられる。

体育館等では部屋の中央付近、高さ120～150 cmの位置で行う。体育館等の使用時は、使用状況にあわせて少なくとも壁から1 m以上離れた場所、2か所以上で採取する。

③　検査方法

【検査時の事前措置】

教室の濃度を外気濃度と同じ程度にするため、教室等の窓、戸、戸棚等を開けて30分以上換気する。その後、開放したところを閉め、そのまま5時間以上放置する。

【検体の採取法】

空気の採取は、授業を行う時間帯（揮発性有機化合物濃度の日変動が最大となると予想される午後２時～３時頃が望ましい）に机上の高さで行う。採取は、原則として、児童生徒等がいない教室等において窓等を閉めた状態で行う。なお、幼稚園等では、例えば子供たちが床で活動するのであれば、床の上で採取を行うなど、子供たちの活動状況を考慮して採取を行う。

通常の授業が行われている環境条件の教室等で採取を行う場合は、基準の備考に示す「次回からの検査を省略することができる」の適用から外れることとなる。

採取方法には、以下の方法がある。

◆　空気吸着管に吸着させる方法

○　吸引方式（アクティブ法）

精密ポンプを用いて、捕集管に試料の空気を一定量採取する方法。なお、捕集管は、対象とする揮発性有機化合物の種類により異なる。

空気試料の採取時間は30分間、2回採取し、平均値を測定値とする。

○　拡散方式（パッシブ法）

揮発性有機化合物の空気中の拡散作用を利用して、細いチューブに充填した捕集剤に、ポンプなしで受動的に採取する方法。なお、捕集剤は、対象とする揮発性有機化合物により異なる。

空気試料の採取時間は始業から終業を目安に8時間以上、1回採取する。

◆　空気を直接容器に採取する方法

ホルムアルデヒド以外の揮発性有機化合物の場合、ステンレス製キャニスターに採取する方法もある。キャニスターは、内面を不活化処理（電解研磨、シリコン処理等）し、真空としたステンレス製の容器である。この容器に採取する場合は、採取する空気の量を一定に保つ必要がある。

＜同等以上の方法の例＞

各種揮発性有機化合物については、検出限界が低濃度の検知管を用いて測定することができるものもある。なお、検知管の読み取り値が明確に基準値を下回ると判別できない場合は、固相吸着／溶媒抽出法、固相吸着／加熱脱着法、容器採取法の３種の方法のいずれかを用いて採取し、ガスクロマトグラフ質量分析（GC-MS）法又はガスクロマトグラフ（GC）法によって行うこと。

【分析測定】

固相吸着／溶媒抽出法、固相吸着／加熱脱着法、容器採取法の３種の方法のいずれかを用いて採取し、ガスクロマトグラフ質量分析（GC-MS）法によって行う。

吸引方式（アクティブ法）では最も感度の高い加熱脱着法が用いられ、拡散方式（パッシブ法）では加熱脱着法より溶媒抽出法（二硫化炭素）が用いられている。

なお、トルエン、キシレンの分析は、ガスクロマトグラフ（GC）法だけで分析できるが、室内では多種類の揮発性有機化合物が存在するので、ガスクロマトグラフ質量分析（GC-MS）法がより望ましい。

C　事後措置

➢ 基準値を超えた場合は、その発生の原因を究明し、換気を励行するとともに、汚染物質の発生を低くする等適切な措置を講ずること。

➢ 都市部に位置する学校は、外気の汚染物質の影響を受ける場合がある。外気濃度の測定は、学校周辺に検査対象となる化学物質を取り扱う工場等がある場合に行い、外気濃度が高い場合は、自治体の環境部局等に相談すること。

(9)　ダニ又はダニアレルゲン

A　検査項目及び基準値の設定根拠等の解説

検査項目	基　準
(9)　ダニ又はダニアレルゲン	100 匹 /m^2 以下又はこれと同等のアレルゲン量以下であること。

ダニアレルギーは、チリダニの仲間であるコナヒョウヒダニ（*Dermatophagoides farinae*）とヤケヒョウヒダニ（*Dermatophagoides pteronyssinus*）によって引き起こされ、多くの国々で環境衛生上の問題として重要視されている。これらは、皮膚（ふけ）を食べて生活しており、咬んだり刺したりするダニではない。日本に生息するチリダニの代表は、この 2 種類である。

近年、アレルギー症状のある児童生徒等が増加しているとの指摘がある。ダニ又はダニアレルゲンは、アレルギーを引き起こす要因の一つであることから、「快適で健康的な住宅に関する検討会議報告書（平成 10 年 8 月、厚生労働省）」等では、健康で快適な住居環境を維持するためにダニやダニアレルゲン対策が重要であるとされている。学校においては、保健室の寝具や教室等に敷かれたカーペット等でダニ数やダニアレルゲン量が多いとの報告もあり、保健室の寝具、カーペット敷の教室等、ダニの発生しやすい場所について検査する。

ダニの基準値は、1 m^2 当たりのダニが 100 匹以下になるとぜん息の発作が治まったという報告があることなどから、100 匹 /m^2 以下であることとされている。アレルゲンを抽出し、酵素免疫測定法によりアレルゲンを測定した場合、「100 匹 /m^2 以下」と同等のアレルゲン量は、Der 2（ダニの死骸由来アレルゲン）量 10 μg となるため、ダニアレルゲンの基準値は、Der 2 量 10 μg 以下であることとなる。

B　検査方法等の解説

検査項目	方　法
(9)　ダニ又はダニアレルゲン	温度及び湿度が高い時期に、ダニの発生しやすい場所において1 m^2 を電気掃除機で1分間吸引し、ダニを捕集する。捕集したダニは、顕微鏡で計数するか、アレルゲンを抽出し、酵素免疫測定法によりアレルゲン量を測定する。
備考 保健室の寝具、カーペット敷の教室等において検査を行う。	

上表の左欄に掲げる検査項目について、右欄に掲げる方法又はこれと同等以上の方法により、毎学年1回定期に検査を行うものとする。

①　検査回数

毎学年1回教室等内の温度及び湿度が高い時期に定期に行うが、どの時期が適切かは地域の特性を考慮した上、学校で計画立案し、実施する。

②　検査場所

保健室の寝具、カーペット敷の教室等において検査を行う。

③　検査方法

【検体の採取法】

ダニの採取方法は、内部に細塵捕集用フィルターを装着した電気掃除機で、1 m^2 の範囲を1分間吸引し、室内塵を捕集する。

【分析測定】

捕集した室内塵を飽和食塩水や溶剤を用いてダニを分離後、ダニ数を顕微鏡で計数するか、又はアレルゲンを抽出し、酵素免疫測定法（ELISA 法）によりアレルゲン量を測定する。

＜同等以上の方法の例＞

ダニアレルゲンの簡易測定キットとして、酵素免疫測定法に準じた方法を用い、ダニ数が100匹のアレルゲンで作成した標準の色と発色の強度を比較し評価する方法もある。

C　事後措置

- 基準値を超える場合は、電気掃除機を用いて日常的に掃除を丁寧に行う等、掃除方法の改善を行うこと。その際、集じんパックやフィルター等の汚れの状況を確認し、電気掃除機の吸引能力が低下しないように注意する必要がある。
- 保健室等の寝具や幼稚園等において午睡用に使用する寝具は、定期的に乾燥を行うこと。また、布団カバーやシーツを掛け、使用頻度等を考慮し適切に交換すること。のり付けすることによって、布団の中からのダニの出現を防ぐことができる。

2　採光及び照明

⑽　照度

A　検査項目及び基準値の設定根拠等の解説

検査項目	基　準
⑽　照度	㈠　教室及びそれに準ずる場所の照度の下限値は、300 lx（ルクス）とする。また、教室及び黒板の照度は、500 lx 以上であることが望ましい。 ㈡　教室及び黒板のそれぞれの最大照度と最小照度の比は、20：1 を超えないこと。また、10：1 を超えないことが望ましい。 ㈢　コンピュータを使用する教室等の机上の照度は、500 ～ 1000 lx 程度が望ましい。 ㈣　テレビやコンピュータ等の画面の垂直面照度は、100 ～ 500 lx 程度が望ましい。 ㈤　その他の場所における照度は、工業標準化法（昭和 24 年法律第 185 号）に基づく日本工業規格（以下「日本工業規格」という。）Z 9110 に規定する学校施設の人工照明の照度基準に適合すること。

㈠　教室及びそれに準ずる場所の照度

教室及びそれに準ずる場所は、明るいとよく見えるが、明るすぎるとまぶしさの原因となる場合が多い。教室及びそれに準ずる場所の照度については、晴天の日でも雨の日でも常に 300 ルクス以上必要であり、500 ルクス以上であることが望ましい。また、黒板の照度については 500 ルクス以上であることが望ましい（参考Ⅱ－1－10「教室」、「板書」）。

なお、教室に準ずる場所とは、普通教室のように児童生徒等が比較的長時間視作業等をする場所を指すものである。

㈡　最大照度と最小照度の比

授業中は、黒板を見たり、机の上の教科書やノートを見たりすることを繰り返しており、教室及び黒板の明暗の差があまり大きいと、そのたびに明るさに目を順応させなければならないため、目の疲労の原因となる。このため、教室及び黒板のそれぞれの最大照度と最小照度の比は 20：1 を超えないこととしている。なお、見やすさの観点から、10：1 を超えないことが望ましい。

(ウ) コンピュータを使用する教室等の照度

コンピュータ教室及びコンピュータを使用する教室等においては、机上の照度は500～1,000ルクス程度が望ましい。また、コンピュータを使用する場合、背後からの光はコンピュータの画面に映り込むので、画面上の反射や影が少なくなるように留意する必要がある。

なお、本基準でいうコンピュータには、デスクトップ型パソコンのほか、ノート型パソコンやタブレット端末等を含む。

(エ) テレビやコンピュータ等の画面の垂直面照度

テレビやコンピュータ等の画面の垂直面照度は、100～500ルクス程度が望ましいとされている。また、目の疲労の原因にならないようにするため、画面に強い光が当たらないようにするとともに、周囲の明るさ（壁面照度）を確保することが大切である。

(オ) 日本工業規格Z 9110に規定する学校施設の人工照明の照度基準

日本工業規格Z 9110（平成22年1月最終改訂）には、「学校における領域、作業又は活動の種類別の基準」（参考Ⅱ－1－10）及び「運動場及び競技場の基準」（参考Ⅱ－1－11）が示されている。学校の運動場・競技場の基準は、「運動場及び競技場の基準」の練習又はレクリエーションに準じるとされている。

「学校における領域、作業又は活動の種類別の基準」及び「運動場及び競技場の基準」の表中の$\bar{E}_m$（維持照度）は、ある面の平均照度を、使用期間中に下回らないように維持すべき値を示す。もし、視覚条件が通常と異なる場合には、設計照度の値は、推奨照度の値から下記に示す照度段階で少なくとも1段階上下させて設定してもよいとされている。

次に示す場合には、設計照度を高くすることが望ましい。

a）対象となる作業者又は活動者の視機能が低いとき

b）視作業対象のコントラストが極端に低いとき

c）精密な視作業であるとき

次に示す場合には、設計照度を低く設定してもよい。

d）対象が極端に大きい、又は対象のコントラストが高いとき

e）領域での作業時間又は活動時間が極端に短いとき

照度段階

照度の違いを感覚的に認識できる最小の照度の差異を、ほぼ1.5倍間隔とする。

照度段階は、次による。

1，2，3，5，10，15，20，30，50，75，100，150，200，300，500，750，1000，1500，2000，3000，5000，7500，10000，15000，20000（lx）

＜参考Ⅱ－1－10＞

学校における領域、作業又は活動の種類別の基準（JIS Z 9110）

学校

領域、作業又は活動の種類		$\bar{E}_{\mathrm{m}}$（lx）
作業	精密工作	1000
	精密実験	1000
	精密製図	750
	美術工芸製作	500
	板書	500
	キーボード操作	500
	図書閲覧	500
学習空間	製図室	750
	被服教室	500
	電子計算機室	500
	実験実習室	500
	図書閲覧室	500
	教室	300
	体育館	300
	講堂	200
執務空間	保健室	500
	研究室	500
	職員室、事務室	300
	印刷室	300
共用空間	会議室	500
	集会室	200
	放送室	500
	宿直室	300
	厨房	500
	食堂、給食室	300
	書庫	200
	倉庫	100
	ロッカー室、便所、洗面所	200
	階段	150
	非常階段	50
	廊下、渡り廊下	100
	昇降口	100
	車庫	75

＜参考Ⅱ－1－11＞

運動場及び競技場の基準（JIS Z 9110）

運動場及び競技場その１

競技場、競技種目及び / 又は競技区分				$\bar{E}_{\mathrm{m}}$ (lx)
体操	集団体操			200
柔道 剣道 フェンシング	練習			200
相撲 ボクシング レスリング	練習			200
弓道 アーチェリー	屋内	レクリエーション	ターゲット	300
			射場	100
	屋外		ターゲット	200
			射場	100

運動場及び競技場その２

競技場、競技種目及び / 又は競技区分			$\bar{E}_{\mathrm{m}}$ (lx)
卓球 バトミントン	レクリエーション		200
バスケットボール バレーボール	レクリエーション		100
テニス	レクリエーション		250
硬式野球	練習、レクリエーション	内野	300
		外野	150
軟式野球	練習、レクリエーション	内野	300
		外野	150
ソフトボール	レクリエーション	内野	100
		外野	50
サッカー、ラグビー、 アメリカンフットボール、 ハンドボール、ホッケー	レクリエーション		100
陸上競技（トラック、フィールド）	練習		50

運動場及び競技場その３

競技場、競技種目及び / 又は競技区分			$\bar{E}_{\mathrm{m}}$ (lx)
水泳	レクリエーション		200
	練習		200
アイススケート ローラースケート	屋内	レクリエーション	200
	屋外	レクリエーション	100
アイスホッケー フィギュアスケート	レクリエーション		300
スピードスケート	レクリエーション		300

＜参考II－1－12＞

照度と輝度

照度とは、物に当たる光の強さであり、輝度とは、物の面から目の方向へ反射する光の強さをいう。すなわち、目に直接に関係するのは照度ではなく物体の輝度である（図II－1－7）。したがって、光を反射する能力の高いものが周囲にあれば明るく見え、周囲が反射能力の低い状況であれば、暗い感じに見えることになる。教室内の照明の効率は、壁等の周囲の反射率も考え合わせる必要があり、輝度にかかわる天井、壁、展示物等について観察しておくことも、照明環境の全体から見ると重要なことである。図II－1－8に推奨される教室の仕上げの反射率を示す。暗い教室では、増灯による照度アップとともに教室内全体を見直し、明るくするための条件となる周囲の工夫等が必要である。

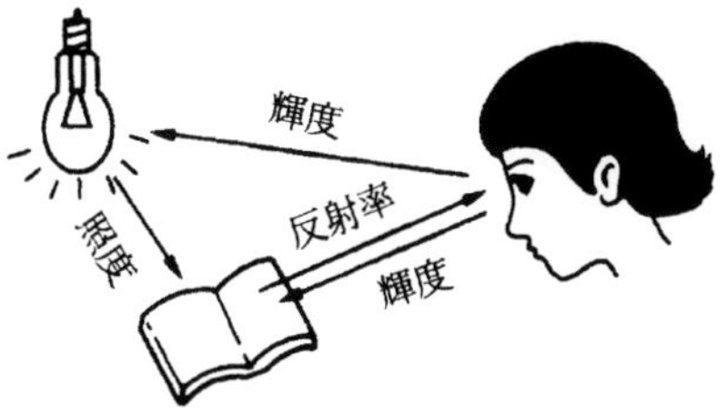

図II－1－7　照度と輝度（画：目と照明読本）

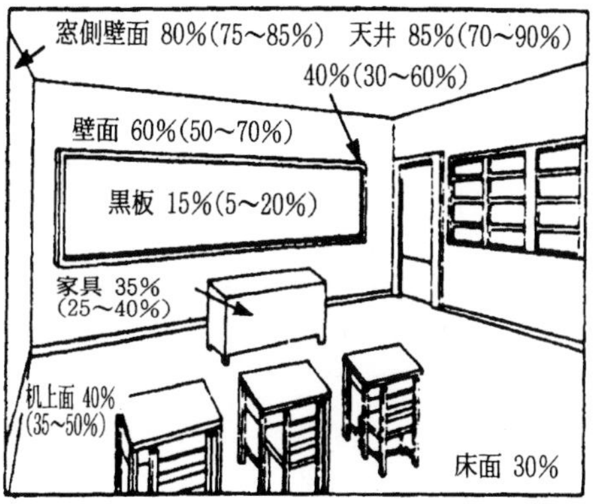

白色	70～80%
黄色	55～65%
灰色	15～55%
淡緑色	40～65%
濃緑色	10～20%

図II－1－8　推奨される教室の仕上げの反射率

（(公財）日本学校保健会「学校環境衛生の基準解説」1982年）

B　検査方法等の解説

検査項目	方　法
⑽　照度	日本工業規格 C1609 に規定する照度計の規格に適合する照度計を用いて測定する。 教室の照度は、図に示す 9 か所に最も近い児童生徒等の机上で測定し、それらの最大照度、最小照度で示す。 黒板の照度は、図に示す 9 か所の垂直面照度を測定し、それらの最大照度、最小照度で示す。 教室以外の照度は、床上 75 cm の水平照度を測定する。なお、体育施設及び幼稚園等の照度は、それぞれの実態に即して測定する。

図

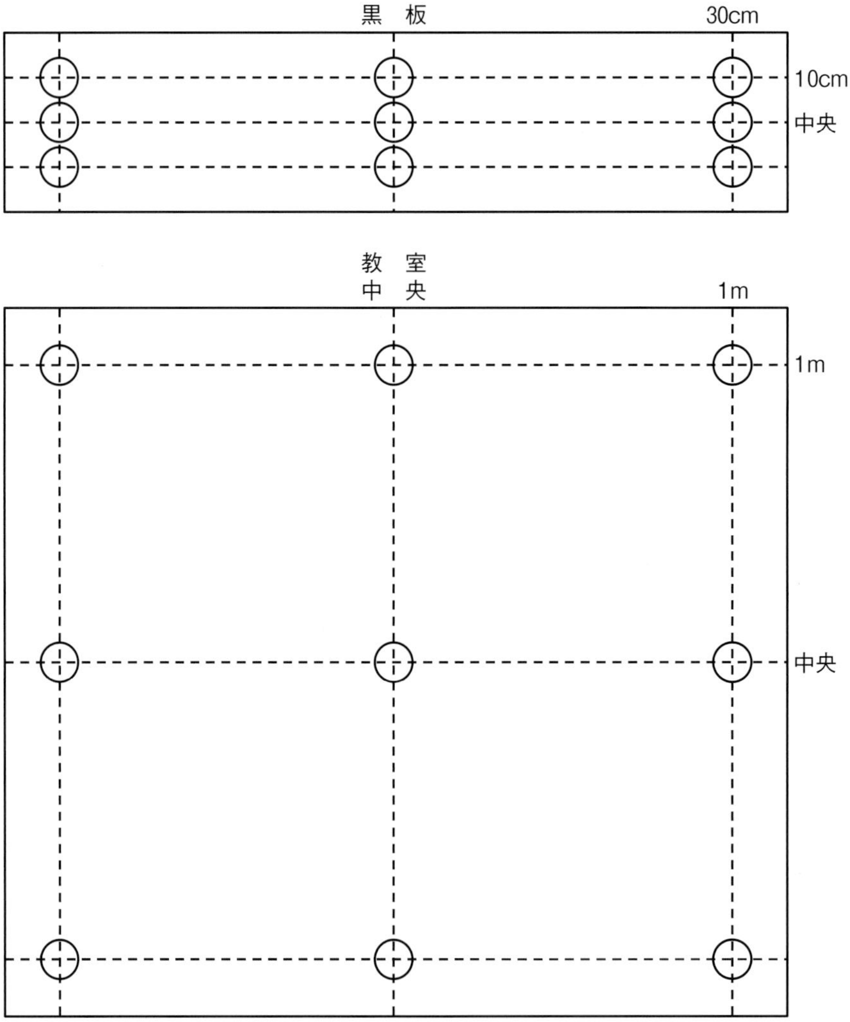

上表の左欄に掲げる検査項目について、右欄に掲げる方法又はこれと同等以上の方法により、毎学年 2 回定期に検査を行うものとする。

① 検査回数

毎学年2回定期に行うが、どの時期が適切かは地域の特性を考慮した上、学校で計画立案し、実施する。

例えば、暗い雨の日と明るい晴天の日、春と秋、日照時間の長い時期と短い時期等、天候、季節、気象及び周囲の建造物等の様々な影響を考慮すべきであり、日常点検の結果を参考に、適切な時期を決める。

② 検査場所

学校の授業中等に、各階1以上の教室等を選び検査を行う。

測定位置は、教室では机上、教室以外では床上75 cmを原則とするが、授業の実態に合わせて適切な測定位置を選ぶことが必要である。幼稚園の活動、小学校の低学年等の授業、オープンスペースでの活動等では、直接床面に座って床や膝の上での手作業が考えられるので、照度計を低い位置に置いて測定することが必要な場合がある。この場合、照度計に覆いかぶさるような姿勢にならないようにするなど、照度計の受光部に影響を与えないよう配慮しながら測定する。

窓側等で照度計に直射日光が当たる場合は、カーテン、ブラインド等で遮蔽したときの照度も記録しておく。

③ 検査方法

○ 日本工業規格C 1609－1に規定する照度計（一般形A級、一般形AA級又は一般形精密級）を用いて測定する。

○ 照度計には、光電池照度計や光電管式照度計がある。なお、長期にわたり使用している場合は、誤差が出る可能性があるため、使用前に正確なものと比較し、補正を行う必要がある。

○ 測定者は、測定時の着衣に注意する。白っぽいものは光を反射し、実際より照度が高くなることがある。服装は、光を吸収する黒っぽいものを着用する。測定時の位置、姿勢についても照度に影響を及ぼさないように注意する必要がある。

○ 教室の照度は、「学校環境衛生基準」中の図に示す9か所に最も近い児童生徒等の机上で水平照度を測定し、それらの最大照度、最小照度で示す。

○ 黒板の照度は、「学校環境衛生基準」中の図に示す9か所の垂直面照度を測定し、それらの最大照度、最小照度で示す。

○ 黒板の照度を測定する場合には、照度計の受光部の背面を黒板面に密着して照度を測定し、傾斜のある黒板・わん曲している黒板の場合もできるだけ照度計を黒板面に密着させて形状に合わせて測定する。

○ テレビやスクリーン面では中央部分の垂直照度を測定する。テレビの画面等のわん曲している場合もできるだけ照度計を表面に密着させて形状に合わせて測定する。

○ 夜間の学校では、外が暗くなってから点灯して照度を測定する。

C　事後措置

➢ 暗くなった光源や消えた光源は、電球・蛍光灯等の老朽化やその他の要因によるものかのチェック等を行い、光源の交換や修理を行っても照度が不足する場合は増灯すること。

⑾　まぶしさ

A　検査項目及び基準値の設定根拠等の解説

検査項目	基　準
⑾　まぶしさ	㈠　児童生徒等から見て、黒板の外側15°以内の範囲に輝きの強い光源（昼光の場合は窓）がないこと。 ㈡　見え方を妨害するような光沢が、黒板面及び机上面にないこと。 ㈢　見え方を妨害するような電灯や明るい窓等が、テレビ及びコンピュータ等の画面に映じていないこと。

まぶしさ（グレア）とは、不快なまぶしさの総称であり、光の質としては良くない状態を指す。照度が十分にあって明るくても、視野の中に「まぶしさ」を感じさせる強い輝きがあると見え方を妨害する。

学校におけるまぶしさの原因として、以下に示すもの等がある。

・黒板及びホワイトボードに近い窓
・窓から見える青空
・窓の外の反射光
・直射日光
・光源及びその光沢
・テレビやコンピュータ等の画面に映る窓や光源

また、前述のように、まぶしさは、生理的、心理的な疲労に直接に影響することから、まぶしい箇所やその原因について積極的に見つけるようにする。

B　検査方法等の解説

検査項目	方　法
⑾　まぶしさ	見え方を妨害する光源、光沢の有無を調べる。

上表の左欄に掲げる検査項目について、右欄に掲げる方法又はこれと同等以上の方法により、毎学年２回定期に検査を行うものとする。

①　検査回数

毎学年２回定期に行うが、どの時期が適切かは地域の特性を考慮した上、学校で計画立案し、実施する。

例えば、暗い雨の日と明るい晴天の日、春と秋、日照時間の長い時期と短い時期等、天候、季節、気象及び周囲の建造物等の様々な影響を考慮すべきであり、日常点検の結果を参考に、適切な時期を決める。

②　検査場所

学校の授業中等に、各階１以上の教室等を選び検査を行う。

③　検査方法

教室内の条件の悪いと思われる児童生徒等の席に座り、児童生徒等の目線を考慮して不快なまぶしさがないか確認する。例えば、児童生徒等の視線の近くに輝きの強い窓や光源がないか、直射日光が当たっていないか、窓から何らかの反射光が入らないか等を確認する。

黒板の外側 15° 以内の範囲の光源には特に注意する。黒板の外側 15° 以内の考え方について図Ⅱ－１－９に示す。

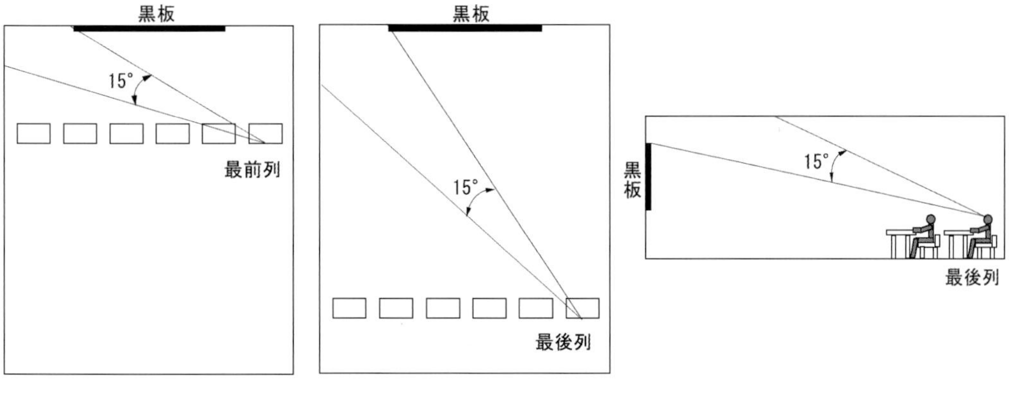

図Ⅱ－１－９　黒板の外側 15° の考え方

C　事後措置

- まぶしさを起こす光源は、これを覆うか、又は目に入らないような措置を講ずること。
- 直射日光が入る窓は、カーテン等を使用するなど適切な方法によってこれを防ぐこと。
- まぶしさを起こす光沢は、その面をつや消しにするか、又は光沢の原因となる光源や窓を覆ってまぶしさを防止すること。
- 電子黒板やタブレット端末等を利用する場合、窓からの映り込みの防止対策として、通常のカーテンだけでなく、厚手のカーテンや遮光カーテンのように太陽光を通しづらいものの使用を考慮すること。なお、電子黒板やタブレット端末等の画面の見えにくさの原因やその改善方策については、「児童生徒の健康に留意してICTを活用するためのガイドブック」（文部科学省）が参考となる。

http://jouhouka.mext.go.jp/school/pdf/kenko_ict_guidebook.pdf

文部科学省　健康　ICT　ガイドライン　｜検索｜

3　騒音

⑿　騒音レベル

A　検査項目及び基準値の設定根拠等の解説

検査項目	基　準
⑿　騒音レベル	教室内の等価騒音レベルは、窓を閉じているときはLAeq 50 dB（デシベル）以下、窓を開けているときはLAeq 55 dB以下であることが望ましい。

教室内が静かであることは望ましいが、全く音のない状態を作り出すことは不可能である。教師の声より大きな音が入ってくると、教師の声が聞こえにくくなり、学習能率が低下する。1975年に財団法人日本学校保健会（現、（公財）日本学校保健会）と日本学校薬剤師会（現、公益社団法人日本薬剤師会　学校薬剤師部会）が全国1,270校を対象に行った調査によると、教師の年齢・性別・教科及び教室の階・建築様式・地域を問わず教師の声の平均値は64デシベルであり、最も頻度の高いレベルは65デシベルであった。WHOの騒音に関するガイドライン（1999年4月）によると学校では教師の講義を聞き取る知的作業のため、声と騒音の差が少なくとも15デシベルは必要であるとされている。以上のことから、教室内の等価騒音レベルは窓を閉じているときはLAeq 50デシベル以下であることが望ましいとされている。

なお、騒音に係る環境基準（参考Ⅱ－1－13）においては、療養施設、社会福祉施設等が集合して設置される地域など特に静穏を要する地域の昼間（午前6時から午後10時までの間）の基準値はLAeq 50デシベル、専ら住居の用に供される地域及び主として住居の用に供される地域の昼間の基準値はLAeq 55デシベルとなっている。

＜参考Ⅱ－1－13＞

騒音に係る環境基準について

平成10年9月30日環告64
改正 平成24年3月30日環告54

環境基本法（平成5年法律第91号）第16条第1項の規定に基づく騒音に係る環境基準について次のとおり告示する。

環境基本法第16条第1項の規定に基づく、騒音に係る環境上の条件について生活環境を保全し、人の健康の保護に資する上で維持されることが望ましい基準（以下「環境基準」という。）は、別に定めるところによるほか、次のとおりとする。

第1　環境基準

1　環境基準は、地域の累計及び時間の区分ごとに次表の基準値の欄に掲げるとおりとし、各類型を当てはめる地域は、都道府県知事（市の区域内の地域については、市長。）が指定する。

地域の類型	基準値	
	昼間	夜間
AA	50 デシベル以下	40 デシベル以下
A 及び B	55 デシベル以下	45 デシベル以下
C	60 デシベル以下	50 デシベル以下

（注）1 時間の区分は、昼間を午前6時から午後10時までの間とし、夜間を午後10時から翌日の午前6時までの間とする。

2 AA を当てはめる地域は、療養施設、社会福祉施設等が集合して設置される地域など特に静穏を要する地域とする。

3 A を当てはめる地域は、専ら住居の用に供される地域とする。

4 B を当てはめる地域は、主として住居の用に供される地域とする。

5 C を当てはめる地域は、相当数の住居と併せて商業、工業等の用に供される地域とする。

B 検査方法等の解説

検査項目	方 法
⑿ 騒音レベル	普通教室に対する工作室、音楽室、廊下、給食施設及び運動場等の校内騒音の影響並びに道路その他の外部騒音の影響があるかどうかを調べ騒音の影響の大きな教室を選び、児童生徒等がいない状態で、教室の窓側と廊下側で、窓を閉じたときと窓を開けたときの等価騒音レベルを測定する。 等価騒音レベルの測定は、日本工業規格 C 1509 に規定する積分・平均機能を備える普通騒音計を用い、A 特性で 5 分間、等価騒音レベルを測定する。 なお、従来の普通騒音計を用いる場合は、普通騒音から等価騒音を換算するための計算式により等価騒音レベルを算出する。 特殊な騒音源がある場合は、日本工業規格 Z 8731 に規定する騒音レベル測定法に準じて行う。
備考 測定結果が著しく基準値を下回る場合には、以後教室等の内外の環境に変化が認められない限り、次回からの検査を省略することができる。	

上表の左欄に掲げる検査項目について、右欄に掲げる方法又はこれと同等以上の方法により、毎学年2回定期に検査を行うものとする。

①　検査回数

毎学年2回定期に行うが、どの時期が適切かは地域の特性を考慮した上、学校で計画立案し、実施する。

ただし、測定結果が著しく基準値を下回る場合には、以後教室等の内外の環境に変化が認められない限り、次回からの検査を省略することができる。

なお、著しく基準値を下回る場合とは、窓を閉じているときはLAeq 45デシベル以下、窓を開けているときはLAeq 50デシベル以下とする。

②　検査場所

授業が行われる日の授業が行われている時間帯において、各階1以上の騒音の影響が大きい教室等を選び、児童生徒等がいない状態で、教室の窓側と廊下側で、窓を閉じたときと開けたときの等価騒音レベルを測定する。授業が行われない日、又は学校行事や地域の行事がある日などは、通常の授業が行われる日と騒音の状況が異なる可能性があるため、避けることが望ましい。

③　検査方法

○　日本工業規格C1509に規定する普通騒音計又は精密騒音計を用いて測定し、A特性で測定した値をデシベルで表示する。表示はdB（A）とする。

○　測定は、児童生徒等が室内にいない状態において、窓側と廊下側で行うこととする。これは、外部騒音を測定するためで、児童生徒等や教師の出す音の影響を避けるためである。窓の開閉の状況は、騒音レベルに大きな影響を与えることから、窓を開けたときと閉じたときについて測定する必要がある。

○　等価騒音レベルを直接測定するには、積分・平均機能を備える騒音計を使用する。教室内で物が倒れる音、廊下を大声で話しながら歩く音等、突発的に予期せぬ音の影響を受けることがある。最近の等価騒音レベルを測定する騒音計は、このような突発騒音を数秒間さかのぼって計算から除外する“バックイレース”機能をもつもの、又は測定後に録音された音を聞きながらプログラム上で処理をする“実音モニター”機能をもつものがある。

○　従来の普通騒音計を用いる場合は、普通騒音から等価騒音を換算するための計算式を用いて、等価騒音レベルを算出することができる（参考Ⅱ－1－14）。すなわち、等価騒音レベルは、時間率測定の際に読み取った個々の値を次式に当てはめて求める。

○　特殊な騒音源とは、航空機、鉄道などから生じる騒音であり、これらの騒音は航空機や鉄道が通過する間だけ存在する。特殊な騒音源については、学校だけの問題ではなく、学校を含む地域全体の課題であることから関係法令等に基づき測定し対応することが望まれる。このことから、特殊な騒音源による騒音が問題となった場合は、自治体の環境部局等に相談すること。

＜参考Ⅱ－1－14＞

騒音に関する用語説明

【等価騒音レベル（LAeq）】

等価騒音レベルとは、変動する音のレベルのエネルギー平均値である。図Ⅱ－1－10のように、時間と共に騒音レベルが変化する場合、測定時間内でこれと等しい平均二乗音圧を与える連続定常音騒音レベル（JIS Z8731）である。すなわち、変動する騒音レベル LA(t)がある場合、ある時間範囲（$t_2 - t_1$）におけるこれと等しい定常騒音の騒音レベルである。LAeq で示す。A はA特性の意味である。

等価騒音レベルは音の物理量であるので、生理機能と直接的な関係をもつ。

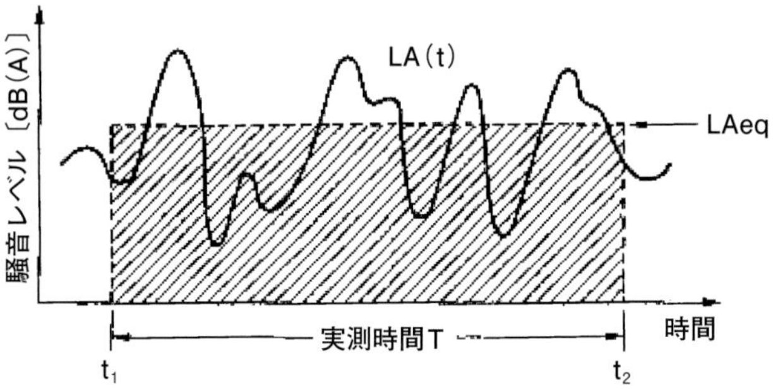

図Ⅱ－1－10　等価騒音レベルの意味

（橘秀樹 騒音制御 Vol.20 1996）

従来の普通騒音計を用いる場合は、以下に示す普通騒音から等価騒音を換算するための計算式を用いて、等価騒音レベルを算出することができる。すなわち、等価騒音レベルは、時間率測定の際に読み取った個々の値を次式に当てはめて求める。

$$LA_{eqT} = 10\log_{10}\left[\frac{1}{n}\left(10^{\frac{LA_1}{10}} + 10^{\frac{LA_2}{10}} + \cdots + 10^{\frac{LA_n}{10}}\right)\right]$$

LA_1、LA_2、LA_3…LA_n：普通騒音計で求めた騒音レベルの測定値

n：測定値の総数

この方法による場合、測定間隔を全体の時間に比べて短くとることにより、等価騒音レベルと等しい結果が得られる。

【時間率騒音レベルと LA50】

従来は積分型騒音計が普及していなかったため、普通騒音計（JIS C1502）又は精密騒音計（JIS C1505）等を使用し、騒音レベル（A特性）を一定間隔で多数回測定し（例えば5秒ごとに 50 回）、得られた騒音レベルの累積度数分布から中央値（LA50）、上限値（95％値）及び下限値（5％値）を求めていた。このように実測時間内に、あるレベル以上の騒音レベルが何％

を占めるかを時間率騒音レベル、その中央値を50%時間率騒音レベルといい、LA50と記述する。

最近では、積分型騒音計が普及したことから、時間積分値が容易に求められるようになった。これが等価騒音レベルであり、精度は時間率測定よりすぐれているので、上限値と下限値を付記する必要はない。

LA50とLAeqを同時に測定し、比較すると、騒音レベルの分布範囲が広いと数デシベルの差があり、LA50＜LAeqであるが、分布範囲が狭い場合は近似する。

【A特性（周波数特性）】

図Ⅱ－1－11にヒトの等感曲線を示す。横軸は周波数をヘルツ（Hz）で、縦軸は音圧レベル（dB）で表わしたものである。ヒトが聴くことができる周波数の範囲は20Hz～20,000Hzといわれているが、ヒトの聴覚は音の周波数によって感度が異なり、4,000Hz付近の音に最も敏感であり、周波数が小さいほど感度が鈍くなる。つまり、高周波数の低音圧レベルと低周波数の高音圧レベルがヒトには同じ大きさに感じる。したがって、騒音の大きさを表す場合、周波数ごとのヒトの感覚を考慮する必要があり、1,000Hzの音の大きさを基準として周波数ごとに補正したA特性が用いられる（図Ⅱ－1－12）。聴力検査は1,000Hzと4,000Hzの音を聴かせて行う理由はここにある。

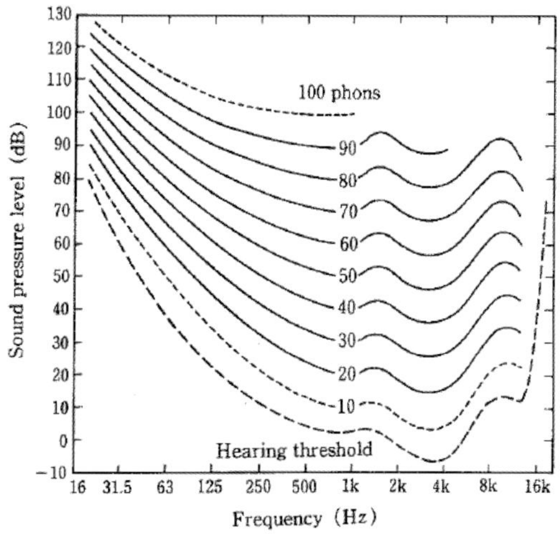

図Ⅱ－1－11　ヒトの等感曲線（等ラウドネス曲線）

（鈴木陽一、竹島久志　電学誌　124, p715-718, 2004）

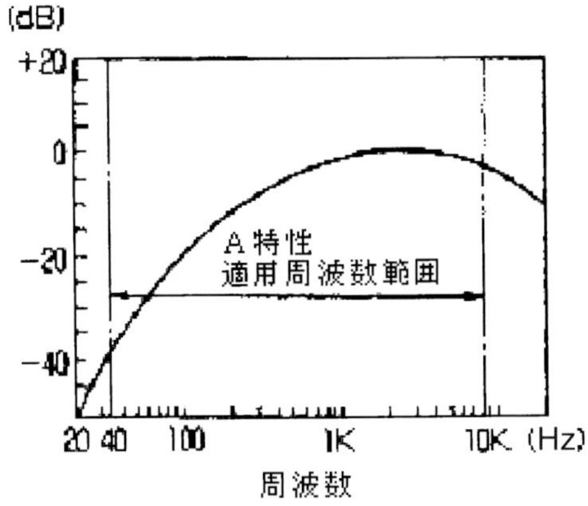

図Ⅱ－1－12　A特性

（新簡明衛生公衆衛生　第3版・南山堂　1999）

C　事後措置

➢　基準値を超える場合は、学校の実態に応じて望ましい学習環境を確保するための適切な措置を講ずること。例えば、いすの移動音対策としては、いすの足にゴムキャップをつける等の工夫が考えられる。この場合、ゴムキャップや代用するものによっては、揮発性有機化合物の発生源となることがあるので留意する必要がある。また、必要に応じて、授業を行う教室を騒音の影響が少ない教室等に替える等の適切な措置を講ずること。

➢　窓を開けたときLAeq 55デシベル以上となる場合は、窓を閉じる等、適切な方法によって音を遮る措置を講ずること。校外からの騒音については、学校自体で解決できない場合もあるので、臨時検査を行う等によって、その実態をより明らかにし、必要に応じて学校の設置者に措置を講ずるように申し出ること。例えば、空港に近く、騒音レベルが一定以上の学校では、窓を二重にする等、防音校舎が作られている。

➢　音に対して過敏な児童生徒、聴力や発声に障害のある児童生徒、補聴器をつけている児童生徒等がいる場合は座席の位置を考慮すること。

第２　飲料水等の水質及び施設・設備に係る学校環境衛生基準

1　飲料水等の水質及び施設・設備に係る学校環境衛生基準は、次表の左欄に掲げる検査項目ごとに、同表の右欄のとおりとする。

検査項目			基準
水質	(1) 水道水を水源とする飲料水（専用水道を除く。）の水質		
		ア．一般細菌	水質基準に関する省令（平成15年厚生労働省令第101号）の表の下欄に掲げる基準による。
		イ．大腸菌	
		ウ．塩化物イオン	
		エ．有機物（全有機炭素（TOC）の量）	
		オ．pH値	
		カ．味	
		キ．臭気	
		ク．色度	
		ケ．濁度	
		コ．遊離残留塩素	水道法施行規則（昭和32年厚生省令第45号）第17条第1項第3号に規定する遊離残留塩素の基準による。
	(2) 専用水道に該当しない井戸水等を水源とする飲料水の水質		
		ア．専用水道（水道法（昭和32年法律第177号）第3条第6項に規定する「専用水道」をいう。以下同じ。）が実施すべき水質検査の項目	水質基準に関する省令の表の下欄に掲げる基準による。
		イ．遊離残留塩素	水道法施行規則第17条第1項第3号に規定する遊離残留塩素の基準による。
	(3) 専用水道（水道水を水源とする場合を除く。）及び専用水道に該当しない井戸水等を水源とする飲料水の原水の水質		
		ア．一般細菌	水質基準に関する省令の表の下欄に掲げる基準による。
		イ．大腸菌	
		ウ．塩化物イオン	
		エ．有機物（全有機炭素（TOC）の量）	
		オ．pH値	
		カ．味	
		キ．臭気	
		ク．色度	
		ケ．濁度	

	⑷ 雑用水の水質	
	ア．pH 値	5.8 以上 8.6 以下であること。
	イ．臭気	異常でないこと。
	ウ．外観	ほとんど無色透明であること。
	エ．大腸菌	検出されないこと。
	オ．遊離残留塩素	0.1 mg/L（結合残留塩素の場合は 0.4 mg/L）以上であること。
施設・設備	⑸ 飲料水に関する施設・設備	
	ア．給水源の種類	上水道、簡易水道、専用水道、簡易専用水道及び井戸その他の別を調べる。
	イ．維持管理状況等	(ア) 配管、給水栓、給水ポンプ、貯水槽及び浄化設備等の給水施設・設備は、外部からの汚染を受けないように管理されていること。また、機能は適切に維持されていること。 (イ) 給水栓は吐水口空間が確保されていること。 (ウ) 井戸その他を給水源とする場合は、汚水等が浸透、流入せず、雨水又は異物等が入らないように適切に管理されていること。 (エ) 故障、破損、老朽又は漏水等の箇所がないこと。 (オ) 塩素消毒設備又は浄化設備を設置している場合は、その機能が適切に維持されていること。
	ウ．貯水槽の清潔状態	貯水槽の清掃は、定期的に行われていること。
	⑹ 雑用水に関する施設・設備	(ア) 水管には、雨水等雑用水であることを表示していること。 (イ) 水栓を設ける場合は、誤飲防止の構造が維持され、飲用不可である旨表示していること。 (ウ) 飲料水による補給を行う場合は、逆流防止の構造が維持されていること。 (エ) 貯水槽は、破損等により外部からの汚染を受けず、その内部は清潔であること。 (オ) 水管は、漏水等の異常が認められないこと。

2　1の学校環境衛生基準の達成状況を調査するため、次表の左欄に掲げる検査項目ごとに、同表の右欄に掲げる方法又はこれと同等以上の方法により、検査項目(1)については、毎学年1回、検査項目(2)については、水道法施行規則第54条において準用する水道法施行規則第15条に規定する専用水道が実施すべき水質検査の回数、検査項目(3)については、毎学年1回、検査項目(4)については、毎学年2回、検査項目(5)については、水道水を水源とする飲料水にあっては、毎学年1回、井戸水等を水源とする飲料水にあっては、毎学年2回、検査項目(6)については、毎学年2回定期に検査を行うものとする。

検査項目		方　法
水質	(1)　水道水を水源とする飲料水（専用水道を除く。）の水質	
	ア．一般細菌	水質基準に関する省令の規定に基づき厚生労働大臣が定める方法（平成15年厚生労働省告示第261号）により測定する。
	イ．大腸菌	
	ウ．塩化物イオン	
	エ．有機物（全有機炭素（TOC）の量）	
	オ．pH値	
	カ．味	
	キ．臭気	
	ク．色度	
	ケ．濁度	
	コ．遊離残留塩素	水道法施行規則第17条第2項の規定に基づき厚生労働大臣が定める遊離残留塩素及び結合残留塩素の検査方法（平成15年厚生労働省告示第318号）により測定する。
	備考 一　検査項目(1)については、貯水槽がある場合には、その系統ごとに検査を行う。	
	(2)　専用水道に該当しない井戸水等を水源とする飲料水の水質	
	ア．専用水道が実施すべき水質検査の項目	水質基準に関する省令の規定に基づき厚生労働大臣が定める方法により測定する。
	イ．遊離残留塩素	水道法施行規則第17条第2項の規定に基づき厚生労働大臣が定める遊離残留塩素及び結合残留塩素の検査方法により測定する。
	(3)　専用水道（水道水を水源とする場合を除く。）及び専用水道に該当しない井戸水等を水源とする飲料水の原水の水質	
	ア．一般細菌	水質基準に関する省令の規定に基づき厚生労働大臣が定める方法により測定する。
	イ．大腸菌	
	ウ．塩化物イオン	
	エ．有機物（全有機炭素（TOC）の量）	
	オ．pH値	
	カ．味	
	キ．臭気	

	ク．色度	
	ケ．濁度	
	(4) 雑用水の水質	
	ア．pH 値	水質基準に関する省令の規定に基づき厚生労働大臣が定める方法により測定する。
	イ．臭気	
	ウ．外観	目視によって、色、濁り、泡立ち等の程度を調べる。
	エ．大腸菌	水質基準に関する省令の規定に基づき厚生労働大臣が定める方法により測定する。
	オ．遊離残留塩素	水道法施行規則第 17 条第 2 項の規定に基づき厚生労働大臣が定める遊離残留塩素及び結合残留塩素の検査方法により測定する。
施設・設備	(5) 飲料水に関する施設・設備	
	ア．給水源の種類	給水施設の外観や貯水槽内部を点検するほか、設備の図面、貯水槽清掃作業報告書等の書類について調べる。
	イ．維持管理状況等	
	ウ．貯水槽の清潔状態	
	(6) 雑用水に関する施設・設備	施設の外観や貯水槽等の内部を点検するほか、設備の図面等の書類について調べる。

1　水質

➢　学校環境衛生基準における飲料水に関する検査対象

学校環境衛生基準では、飲料水に関係する検査対象を３種類に分類している。

⑴　水道水を水源とする飲料水（専用水道を除く。）

⑵　専用水道に該当しない井戸水等を水源とする飲料水

⑶　専用水道（水道水を水源とする場合を除く。）及び専用水道に該当しない井戸水等を水源とする飲料水の原水

下の図Ⅱ－１－１は、水道法に基づく水道の区分及び上記⑴、⑵及び⑶がどの区分に該当するかを示したものである。

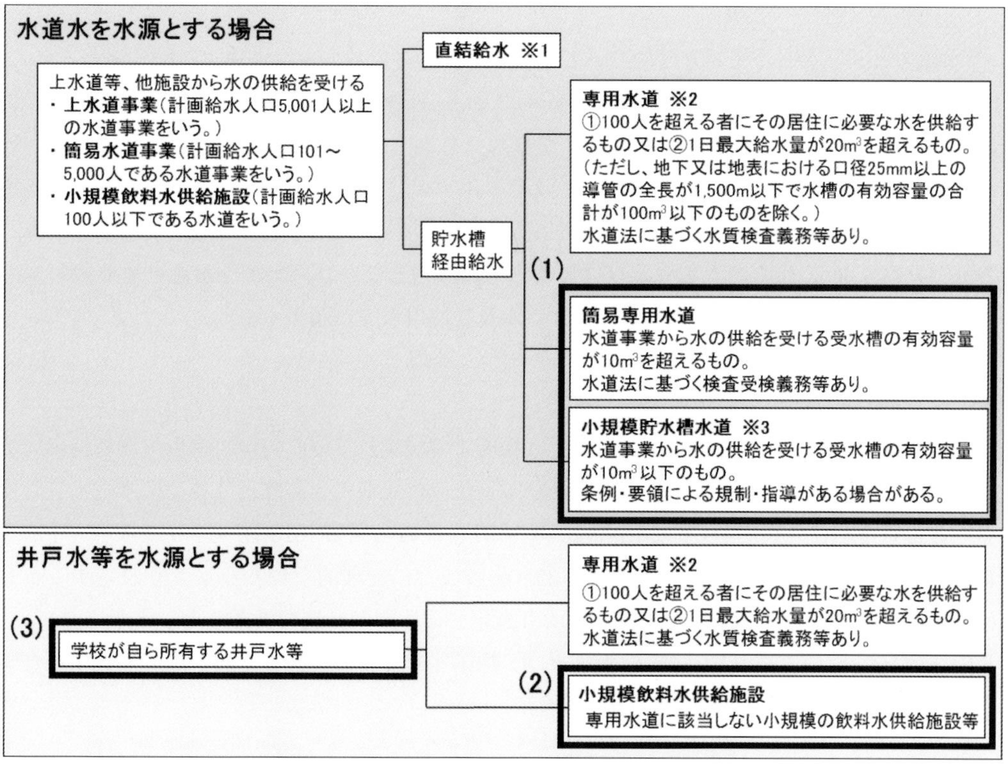

図Ⅱ－１－１　水道の区分と学校環境衛生基準の対象

※１　直結給水は、原則として飲料水の供給者により水質検査が実施されており、学校においては水質について日常点検が行われていることから、「学校環境衛生基準」における定期検査の対象としない。

※２　専用水道は、水道法に基づいて検査し管理することとされており、「学校環境衛生基準」の検査対象としない。

※３　小規模貯水槽水道は、水道法において水質に関する検査が規定されていない。しかし、学校環境衛生基準では、児童生徒等及び職員に安全な水を供給しなければならないことから、学校の管理状況を確認するため、定期検査の対象としている。

○　小規模飲料水供給施設について

小規模飲料水供給施設（計画給水人口が100人以下の水道）は水道法の適用を受けないが、都道府県又は指定都市が条例等により管理すべき内容を定めている場合がある。当該施設から飲料水の供給を受けている場合、供給施設側において水道法に準じた水質検査が実施されていない場合が想定されるため、当該施設から給水を受けている学校においては、供給施設側における水道水の安全管理対策の状況を確認し、必要に応じて、「(2)専用水道に該当しない井戸水等を水源とする飲料水の水質」の場合に準じた水質検査を実施したり、供給施設において更なる安全対策の充実を図るよう協議したりすることが望ましい。

なお、専門的な分析機器が必要となる水質検査項目については、地方公共団体の機関や水道法又は建築物衛生法に規定する厚生労働大臣の登録を受けた検査機関等に委託することが望ましい。検査機関に依頼する場合は、検査時の立会いや実施結果の評価などについて、学校薬剤師等の指導助言を受けることが必要である。

○　「水源」と「原水」の使い分けについて

水道法では、「水源」と「原水」を使い分けており、「水源」とは水道として利用する水の供給源であり、「原水」とは水道水の原材料になる水である。このことから、検査項目(3)では、「専用水道（水道水を水源とする場合を除く。）及び専用水道に該当しない井戸水等を水源とする飲料水の原水の水質」と表記している。具体的には、検査項目(3)は、「専用水道（水道水を水源とする場合を除く。）の原水の水質」及び「専用水道に該当しない井戸水等を水源とする飲料水の原水の水質」を指しており、この原水には井戸水及び河川水等が該当する。

○　学校における検査場所について

専用水道の検査は、水道法では検査を行う場所まで規定していないが、厚生労働省健康局水道課長通知「水質基準に関する省令の制定及び水道法施行規則の一部改正等並びに水道水質管理における留意事項について」（平成15年10月10日付け健水発第1010001号）において、「水道の規模に応じ、水源の種別、浄水施設及び配水施設ごとに合理的な数となるよう設定するとともに、配水管の末端等水が滞留しやすい場所も選定することが必要であること」と示されている。この趣旨を踏まえ、学校における検査場所は、原則として、滞留等で水質が最も悪化すると予想される末端の給水栓（1か所）で実施する。

(1)　水道水を水源とする飲料水（専用水道を除く。）の水質

A　検査項目及び基準値の設定根拠等の解説

検査項目	基　準
ア．一般細菌	1 mL の検水で形成される集落数が 100 以下であること。
イ．大腸菌	検出されないこと。
ウ．塩化物イオン	200 mg/L 以下であること。
エ．有機物（全有機炭素（TOC）の量）	3 mg/L 以下であること。
オ．pH 値	5.8 以上 8.6 以下であること。
カ．味	異常でないこと。
キ．臭気	異常でないこと。
ク．色度	5 度以下であること。
ケ．濁度	2 度以下であること。
コ．遊離残留塩素	給水における水が、遊離残留塩素を 0.1 mg/L 以上保持するように塩素消毒すること。ただし、供給する水が病原生物に著しく汚染されるおそれがある場合又は病原生物に汚染されたことを疑わせるような生物若しくは物質を多量に含むおそれがある場合の給水栓における水の遊離残留塩素は、0.2 mg/L 以上とする。

基準は平成 30 年 3 月時点の情報に基づいているため、最新の情報を確認すること。

○　検査項目ア～ケについては、水質基準に関する省令の表の下欄に掲げる基準による。

○　検査項目コについては、水道法施行規則第 17 条第 1 項第 3 号に規定する遊離残留塩素の基準による（参考Ⅱ－2－1）。

○　本項は、貯水槽経由給水に当たる簡易専用水道及び小規模貯水槽水道等の水道水を水源とする飲料水の水質基準である。

○　この検査項目は、安全な飲料水であることを確認する最低限必要な項目である。

○　特定建築物に該当する建築物であり、給水に関する設備を設けて飲料水を供給する場合は、建築物衛生法に基づく基準（水道法第 4 条の規定にする水質基準に適合する水を供給すること。）が適用される。

＜参考Ⅱ－2－1＞

遊離残留塩素の基準（水道法施行規則第 17 条第 1 項第 3 号）

第十七条　法第二十二条の規定により水道事業者が講じなければならない衛生上必要な措置は、次の各号に掲げるものとする。

三　給水栓における水が、遊離残留塩素を 0.1 mg/L（結合残留塩素の場合は、0.4 mg/L）以上保持するように塩素消毒をすること。ただし、供給する水が病原生物に著しく汚染されるおそれがある場合又は病原生物に汚染されたことを疑わせるような生物若しくは物質を多量に含むおそれがある場合の給水栓における水の遊離残留塩素は、0.2 mg/L（結合残留塩素の場合は、1.5 mg/L）以上とする。

B　検査方法等の解説

検査項目	方　法
ア．一般細菌	標準寒天培地法
イ．大腸菌	特定酵素基質培地法
ウ．塩化物イオン	イオンクロマトグラフ（陰イオン）による一斉分析法又は滴定法
エ．有機物（全有機炭素（TOC）の量）	全有機炭素計測定法
オ．pH 値	ガラス電極法又は連続自動測定機器によるガラス電極法
カ．味	官能法
キ．臭気	官能法
ク．色度	比色法、透過光測定法又は連続自動測定機器による透過光測定法
ケ．濁度	比濁法、透過光測定法、連続自動測定機器による透過光測定法、積分球式光電光度法、連続自動測定機器による積分球式光電光度法、連続自動測定機器による散乱光測定法、連続自動測定機器による透過散乱法
コ．遊離残留塩素	ジエチル-*p*-フェニレンジアミン法、電流法、吸光光度法、連続自動測定器による吸光光度法又はポーラログラフ法
備考 貯水槽がある場合には、その系統ごとに検査を行う。	

上表の左欄に掲げる検査項目について、右欄に掲げる方法又はこれと同等以上の方法により、毎学年 1 回定期に検査を行うものとする。

検査方法は平成 30 年 3 月時点の情報に基づいているため、最新の情報を確認すること。

①　検査回数

○　毎学年１回定期に行うが、どの時期が適切かは地域の特性を考慮した上、学校で計画立案し、実施する。

なお、特定建築物に該当する校舎等を有する学校、専修学校及び幼保連携型認定こども園では、該当する校舎等について必要な検査項目や検査回数等が異なることに留意する。水道水を水源とする特定建築物の水質検査項目及び検査回数を参考Ⅱ－２－２に示す。

○　直結給水については、原則として飲料水の供給者により水質検査が実施されており、学校においては水質について日常点検が行われていることから、「学校環境衛生基準」における定期検査の対象としない。

＜参考Ⅱ－２－２＞

水道水を水源とする特定建築物の水質検査項目及び検査回数

検査回数	７日以内ごとに１回	６か月以内ごとに１回	１年以内ごとに１回 (６月１日～９月30日)
検査項目	遊離残留塩素	一般細菌 大腸菌 亜硝酸態窒素 硝酸態窒素及び亜硝酸態窒素 塩化物イオン 有機物（全有機炭素（TOC）の量） pH値 味 臭気 色度 濁度 鉛及びその化合物※ 亜鉛及びその化合物※ 鉄及びその化合物※ 銅及びその化合物※ 蒸発残留物※	シアン化物イオン及び塩化シアン 塩素酸 クロロ酢酸 クロロホルム ジクロロ酢酸 ジブロモクロロメタン 臭素酸 総トリハロメタン トリクロロ酢酸 ブロモジクロロメタン ブロモホルム ホルムアルデヒド
備考	●　給水栓における水の色、濁り、におい、味その他の状態より供給する水に異常を認めたとき →必要な項目について検査 ※の項目は、水質検査の結果、水質基準に適合していた場合は、その次の回の水質検査時に省略可能。		

② 検査場所

○ 検査は給水系統の代表的な末端の給水栓から採水して行う。給水系統の末端とは、通常、高置水槽がある場合は最も下の階になり、高置水槽がない場合は最上階となる。

○ 一つの受水槽について複数の高置水槽がある場合、それぞれを別の系統とみなし、水質検査を実施する。

○ 水源が異なり、相互に連絡しない別の系統がある場合には、それぞれの末端給水栓で実施する。

③ 検査方法

○ 検査項目ア～ケについては、水質基準に関する省令の規定に基づき厚生労働大臣が定める方法により測定する。

○ 検査項目コについては、水道法施行規則第17条第2項の規定に基づき厚生労働大臣が定める遊離残留塩素及び結合残留塩素の検査方法（平成15年厚生労働省告示第318号）により測定する。

C 事後措置

➢ 検査の結果が基準に適合しない場合は、基準に適合するまで飲用等を中止すること。

➢ 検査の結果が基準に適合しない原因が学校の敷地内の設備によるものか、水源によるものかを究明し、状況に応じて自治体の水道部局等と相談の上、必要な措置を講ずること。

➢ 生徒数の減少等により水の使用量が減少すると、貯水槽の回転数（率）が低下し、残留塩素が消失するため、水質が悪化するおそれがある。貯水槽の有効用量を低く設定し直す、あるいは直結給水に改修する等、必要な措置を検討すること。

　貯水槽の回転数（率）は、1日の間に貯水槽の水が入れ替わる回数を示す数値であり、1日に使用する水の量を、貯水槽の有効容量で除して求める。回転数は、飲料水の衛生管理に当たって重要な指標であり、一般に、受水槽については1日当たり2回転程度、高置水槽については10回転程度になるよう計画する。

➢ 飲料水の貯水槽については、建設省告示（昭和50年告示第1597号）において、「外部から給水タンク又は貯水タンクの天井、底又は周壁の保守点検を容易かつ安全に行うことができるように設けること。」と規定されている。すなわち、6面点検ができる床置型貯水槽を設置することが求められている。昭和50年以前に設置された貯水槽には、地下式等のものがあるが、このような貯水槽は、周壁や底面を外側から点検することができないため、汚染の原因となる亀裂等が発生しても発見が困難であることから、可能な限り早急に床置型等に改善する必要がある。

(2)　専用水道に該当しない井戸水等を水源とする飲料水の水質

A　検査項目及び基準値の設定根拠等の解説

検査項目	基　準
ア．専用水道が実施すべき水質検査の項目	
1　一般細菌	1 mL の検水で形成される集落数が 100 以下であること。
2　大腸菌	検出されないこと。
3　カドミウム及びその化合物	カドミウムの量に関して、0.003 mg/L 以下であること。
4　水銀及びその化合物	水銀の量に関して、0.0005 mg/L 以下であること。
5　セレン及びその化合物	セレンの量に関して、0.01 mg/L 以下であること。
6　鉛及びその化合物	鉛の量に関して、0.01 mg/L 以下であること。
7　ヒ素及びその化合物	ヒ素の量に関して、0.01 mg/L 以下であること。
8　六価クロム化合物	六価クロムの量に関して、0.05 mg/L 以下であること。
9　亜硝酸態窒素	0.04 mg/L 以下であること。
10　シアン化物イオン及び塩化シアン	シアンの量に関して、0.01 mg/L 以下であること。
11　硝酸態窒素及び亜硝酸態窒素	10 mg/L 以下であること。
12　フッ素及びその化合物	フッ素の量に関して、0.8 mg/L 以下であること。
13　ホウ素及びその化合物	ホウ素の量に関して、1.0 mg/L 以下であること。
14　四塩化炭素	0.002 mg/L 以下であること。
15　1,4-ジオキサン	0.05 mg/L 以下であること。
16　シス-1,2-ジクロロエチレン及びトランス-1,2-ジクロロエチレン	0.04 mg/L 以下であること。
17　ジクロロメタン	0.02 mg/L 以下であること。
18　テトラクロロエチレン	0.01 mg/L 以下であること。
19　トリクロロエチレン	0.01 mg/L 以下であること。
20　ベンゼン	0.01 mg/L 以下であること。
21　塩素酸	0.6 mg/L 以下であること。
22　クロロ酢酸	0.02 mg/L 以下であること。
23　クロロホルム	0.06 mg/L 以下であること。
24　ジクロロ酢酸	0.03 mg/L 以下であること。
25　ジブロモクロロメタン	0.1 mg/L 以下であること。
26　臭素酸	0.01 mg/L 以下であること。
27　総トリハロメタン（クロロホルム、ジブロモクロロメタン、ブロモジクロロメタン及びブロモホルムのそれぞれの濃度の総和）	0.1 mg/L 以下であること。
28　トリクロロ酢酸	0.03 mg/L 以下であること。
29　ブロモジクロロメタン	0.03 mg/L 以下であること。
30　ブロモホルム	0.09 mg/L 以下であること。

31　ホルムアルデヒド	0.08 mg/L 以下であること。
32　亜鉛及びその化合物	亜鉛の量に関して、1.0 mg/L 以下であること。
33　アルミニウム及びその化合物	アルミニウムの量に関して、0.2 mg/L 以下であること。
34　鉄及びその化合物	鉄の量に関して、0.3 mg/L 以下であること。
35　銅及びその化合物	銅の量に関して、1.0 mg/L 以下であること。
36　ナトリウム及びその化合物	ナトリウムの量に関して、200 mg/L 以下であること。
37　マンガン及びその化合物	マンガンの量に関して、0.05 mg/L 以下であること。
38　塩化物イオン	200 mg/L 以下であること。
39　カルシウム、マグネシウム等（硬度）	300 mg/L 以下であること。
40　蒸発残留物	500 mg/L 以下であること。
41　陰イオン界面活性剤	0.2 mg/L 以下であること。
42　(4S, 4aS, 8aR)-オクタヒドロ-4, 8a-ジメチルナフタレン-4a (2H)-オール（別名ジェオスミン）	0.00001 mg/L 以下であること。
43　1, 2, 7, 7-テトラメチルビシクロ [2, 2, 1] ヘプタン-2-オール（別名　2-メチルイソボルネオール）	0.00001 mg/L 以下であること。
44　非イオン界面活性剤	0.02 mg/L 以下であること。
45　フェノール類	フェノールの量に換算して、0.005 mg/L 以下であること。
46　有機物（全有機炭素（TOC）の量）	3 mg/L 以下であること。
47　pH 値	5.8 以上 8.6 以下であること。
48　味	異常でないこと。
49　臭気	異常でないこと。
50　色度	5 度以下であること。
51　濁度	2 度以下であること。
イ．遊離残留塩素	
遊離残留塩素	給水栓における水が、遊離残留塩素を 0.1 mg/L 以上保持するように塩素消毒すること。ただし、供給する水が病原生物に著しく汚染されるおそれがある場合又は病原生物に汚染されたことを疑わせるような生物若しくは物質を多量に含むおそれがある場合の給水栓における水の遊離残留塩素は、0.2 mg/L 以上とする。

基準は平成 30 年 3 月時点の情報に基づいているため、最新の情報を確認すること。

○　検査項目ア．専用水道が実施すべき水質検査の項目（項目番号1～51）については、水質基準に関する省令の表の下欄に掲げる基準による。

○　検査項目イ．遊離残留塩素については、水道法施行規則第17条第1項第3号に規定する遊離残留塩素の基準による。

○　本項は、専用水道に該当しない井戸水及び河川水等を水源とする飲料水の水質基準である。

○　この基準は、水道法に基づく専用水道の検査項目及び水質基準と同様であり、専用水道と同レベルの安全性を求めたものである。

B　検査方法等の解説

検査項目	方　法
ア．専用水道が実施すべき水質検査の項目	
1　一般細菌	標準寒天培地法
2　大腸菌	特定酵素基質培地法
3　カドミウム及びその化合物	フレームレス-原子吸光光度計による一斉分析法、誘導結合プラズマ発光分光分析装置による一斉分析法又は誘導結合プラズマ-質量分析装置による一斉分析法
4　水銀及びその化合物	還元気化-原子吸光光度法
5　セレン及びその化合物	フレームレス-原子吸光光度計による一斉分析法、誘導結合プラズマ-質量分析装置による一斉分析法、水素化物発生-原子吸光光度法又は水素化物発生-誘導結合プラズマ発光分光分析法
6　鉛及びその化合物	フレームレス-原子吸光光度計による一斉分析法、誘導結合プラズマ発光分光分析装置による一斉分析法又は誘導結合プラズマ-質量分析装置による一斉分析法
7　ヒ素及びその化合物	フレームレス-原子吸光光度計による一斉分析法、誘導結合プラズマ-質量分析装置による一斉分析法、水素化物発生-原子吸光光度法又は水素化物発生-誘導結合プラズマ発光分光分析法
8　六価クロム化合物	フレームレス-原子吸光光度計による一斉分析法、フレーム-原子吸光光度計による一斉分析法、誘導結合プラズマ発光分光分析装置による一斉分析法又は誘導結合プラズマ-質量分析装置による一斉分析法
9　亜硝酸態窒素	イオンクロマトグラフ（陰イオン）による一斉分析法
10　シアン化物イオン及び塩化シアン	イオンクロマトグラフ-ポストカラム吸光光度法
11　硝酸態窒素及び亜硝酸態窒素	イオンクロマトグラフ（陰イオン）による一斉分析法
12　フッ素及びその化合物	イオンクロマトグラフ（陰イオン）による一斉分析法
13　ホウ素及びその化合物	誘導結合プラズマ発光分光分析装置による一斉分析法又は誘導結合プラズマ-質量分析装置による一斉分析法
14　四塩化炭素	パージ・トラップ-ガスクロマトグラフ-質量分析計による一斉分析法又はヘッドスペース-ガスクロマトグラフ-質量分析計による一斉分析法

15　1,4-ジオキサン	パージ・トラップ-ガスクロマトグラフ-質量分析計による一斉分析法、ヘッドスペース-ガスクロマトグラフ-質量分析計による一斉分析法又は固相抽出-ガスクロマトグラフ-質量分析法
16　シス-1,2-ジクロロエチレン及びトランス-1,2-ジクロロエチレン	パージ・トラップ-ガスクロマトグラフ-質量分析計による一斉分析法又はヘッドスペース-ガスクロマトグラフ-質量分析計による一斉分析法
17　ジクロロメタン	パージ・トラップ-ガスクロマトグラフ-質量分析計による一斉分析法又はヘッドスペース-ガスクロマトグラフ-質量分析計による一斉分析法
18　テトラクロロエチレン	パージ・トラップ-ガスクロマトグラフ-質量分析計による一斉分析法又はヘッドスペース-ガスクロマトグラフ-質量分析計による一斉分析法
19　トリクロロエチレン	パージ・トラップ-ガスクロマトグラフ-質量分析計による一斉分析法又はヘッドスペース-ガスクロマトグラフ-質量分析計による一斉分析法
20　ベンゼン	パージ・トラップ-ガスクロマトグラフ-質量分析計による一斉分析法又はヘッドスペース-ガスクロマトグラフ-質量分析計による一斉分析法
21　塩素酸	イオンクロマトグラフ法
22　クロロ酢酸	溶媒抽出-誘導体化-ガスクロマトグラフ-質量分析計による一斉分析法、液体クロマトグラフ-質量分析計による一斉分析法
23　クロロホルム	パージ・トラップ-ガスクロマトグラフ-質量分析計による一斉分析法又はヘッドスペース-ガスクロマトグラフ-質量分析計による一斉分析法
24　ジクロロ酢酸	溶媒抽出-誘導体化-ガスクロマトグラフ-質量分析計による一斉分析法、液体クロマトグラフ-質量分析計による一斉分析法
25　ジブロモクロロメタン	パージ・トラップ-ガスクロマトグラフ-質量分析計による一斉分析法又はヘッドスペース-ガスクロマトグラフ-質量分析計による一斉分析法
26　臭素酸	イオンクロマトグラフ-ポストカラム吸光光度法、液体クロマトグラフ-質量分析法
27　総トリハロメタン（クロロホルム、ジブロモクロロメタン、ブロモジクロロメタン及びブロモホルムのそれぞれの濃度の総和）	パージ・トラップ-ガスクロマトグラフ-質量分析計による一斉分析法又はヘッドスペース-ガスクロマトグラフ-質量分析計による一斉分析法
28　トリクロロ酢酸	溶媒抽出-誘導体化-ガスクロマトグラフ-質量分析計による一斉分析法、液体クロマトグラフ-質量分析計による一斉分析法
29　ブロモジクロロメタン	パージ・トラップ-ガスクロマトグラフ-質量分析計による一斉分析法又はヘッドスペース-ガスクロマトグラフ-質量分析計による一斉分析法

30　ブロモホルム	パージ・トラップ-ガスクロマトグラフ-質量分析計による一斉分析法又はヘッドスペース-ガスクロマトグラフ-質量分析計による一斉分析法
31　ホルムアルデヒド	溶媒抽出-誘導体化-ガスクロマトグラフ-質量分析法、誘導体化-高速液体クロマトグラフ法、誘導体化-液体クロマトグラフ-質量分析法
32　亜鉛及びその化合物	フレームレス-原子吸光光度計による一斉分析法、フレーム-原子吸光光度計による一斉分析法、誘導結合プラズマ発光分光分析装置による一斉分析法又は誘導結合プラズマ-質量分析装置による一斉分析法
33　アルミニウム及びその化合物	フレームレス-原子吸光光度計による一斉分析法、誘導結合プラズマ発光分光分析装置による一斉分析法又は誘導結合プラズマ-質量分析装置による一斉分析法
34　鉄及びその化合物	フレームレス-原子吸光光度計による一斉分析法、フレーム-原子吸光光度計による一斉分析法、誘導結合プラズマ発光分光分析装置による一斉分析法又は誘導結合プラズマ-質量分析装置による一斉分析法
35　銅及びその化合物	フレームレス-原子吸光光度計による一斉分析法、フレーム-原子吸光光度計による一斉分析法、誘導結合プラズマ発光分光分析装置による一斉分析法又は誘導結合プラズマ-質量分析装置による一斉分析法
36　ナトリウム及びその化合物	フレームレス-原子吸光光度計による一斉分析法、フレーム-原子吸光光度計による一斉分析法、誘導結合プラズマ発光分光分析装置による一斉分析法、誘導結合プラズマ-質量分析装置による一斉分析法又はイオンクロマトグラフ法（陽イオン）による一斉分析法
37　マンガン及びその化合物	フレームレス-原子吸光光度計による一斉分析法、フレーム-原子吸光光度計による一斉分析法、誘導結合プラズマ発光分光分析装置による一斉分析法又は誘導結合プラズマ-質量分析装置による一斉分析法
38　塩化物イオン	イオンクロマトグラフ（陰イオン）による一斉分析法又は滴定法
39　カルシウム、マグネシウム等（硬度）	フレーム-原子吸光光度計による一斉分析法、誘導結合プラズマ発光分光分析装置による一斉分析法、誘導結合プラズマ-質量分析装置による一斉分析法、イオンクロマトグラフ（陽イオン）による一斉分析法又は滴定法
40　蒸発残留物	重量法
41　陰イオン界面活性剤	固相抽出-高速液体クロマトグラフ法
42　(4S,4aS,8aR)-オクタヒドロ-4,8a-ジメチルナフタレン-4a(2H)-オール（別名；ジェオスミン）	パージ・トラップ-ガスクロマトグラフ-質量分析法、ヘッドスペース-ガスクロマトグラフ-質量分析法又は固相抽出-ガスクロマトグラフ-質量分析法、固相マイクロ抽出-ガスクロマトグラフ-質量分析法
43　1,2,7,7-テトラメチルビシクロ[2,2,1]ヘプタン-2-オール（別名；2-メチルイソボルネオール）	パージ・トラップ-ガスクロマトグラフ-質量分析法、ヘッドスペース-ガスクロマトグラフ-質量分析法又は固相抽出-ガスクロマトグラフ-質量分析法、固相マイクロ抽出-ガスクロマトグラフ-質量分析法
44　非イオン界面活性剤	固相抽出-吸光光度法、固相抽出-高速液体クロマトグラフ法
45　フェノール類	固相抽出-誘導体化-ガスクロマトグラフ-質量分析法、固相抽出-液体クロマトグラフ-質量分析法

46　有機物（全有機炭素（TOC）の量）	全有機炭素計測定法
47　pH 値	ガラス電極法又は連続自動測定機器によるガラス電極法
48　味	官能法
49　臭気	官能法
50　色度	比色法、透過光測定法又は連続自動測定機器による透過光測定法
51　濁度	比濁法、透過光測定法、連続自動測定機器による透過光測定法、積分球式光電光度法、連続自動測定機器による積分球式光電光度法、連続自動測定機器による散乱光測定法又は連続自動測定機器による透過散乱法
イ．遊離残留塩素	
遊離残留塩素	ジエチル-*p*-フェニレンジアミン法、電流法、吸光光度法、連続自動測定器による吸光光度法又はポーラログラフ法

上表の左欄に掲げる検査項目について、右欄に掲げる方法又はこれと同等以上の方法により、水道法施行規則第 54 条において準用する水道法施行規則第 15 条に規定する専用水道が実施すべき水質検査の回数を定期に行うものとする。

検査方法は平成 30 年 3 月時点の情報に基づいているため、最新の情報を確認すること。

①　検査回数

水道法施行規則第 54 条において準用することとされている水道法施行規則第 15 条（定期及び臨時の水質検査）の規定を踏まえ、専用水道が実施すべき水質検査の回数を定期に行うものとする（参考Ⅱ－2－3）。

なお、特定建築物に該当する校舎等を有する学校、専修学校及び幼保連携型認定こども園では、該当する校舎等について必要な検査項目や検査回数等が異なることに留意する（参考Ⅱ－2－4）。

＜参考Ⅱ－2－3＞

専用水道が実施すべき水質検査項目及び検査回数

No.	基準項目名	毎日検査	過去 3 年間の水質検査結果の最大値 ※1								藍藻類等の繁殖時期に月1回	水道法施行規則第15条第1項第4号に規定する条件を満たした場合の省略の可否※2
			基準の 10% 以下			基準の 10% を超え 20% 以下			基準の 20% 超			
			毎月1回	3か月に1回	3年に1回	毎月1回	3か月に1回	年に1回	毎月1回	3か月に1回		
1	一般細菌		○			○			○			不可
2	大腸菌		○			○			○			不可
3	カドミウム及びその化合物				○			○		○		可
4	水銀及びその化合物				○			○		○		可
5	セレン及びその化合物				○			○		○		可
6	鉛及びその化合物				○			○		○		可

7	ヒ素及びその化合物				○			○		○		可
8	六価クロム化合物				○			○		○		可
9	亜硝酸態窒素				○			○		○		不可
10	シアン化物イオン及び塩化シアン			○			○			○		不可
11	硝酸態窒素及び亜硝酸態窒素				○			○		○		不可
12	フッ素及びその化合物				○			○		○		可
13	ホウ素及びその化合物				○			○		○		可 ※3
14	四塩化炭素				○			○		○		可
15	1,4-ジオキサン				○			○		○		可
16	シス-1,2-ジクロロエチレン及びトランス-1,2-ジクロロエチレン				○			○		○		可
17	ジクロロメタン				○			○		○		可
18	テトラクロロエチレン				○			○		○		可
19	トリクロロエチレン				○			○		○		可
20	ベンゼン				○			○		○		可
21	塩素酸			○			○			○		不可
22	クロロ酢酸			○			○			○		不可
23	クロロホルム			○			○			○		不可
24	ジクロロ酢酸			○			○			○		不可
25	ジブロモクロロメタン			○			○			○		不可
26	臭素酸			○			○			○		可 ※4
27	総トリハロメタン（クロロホルム、ジブロモクロロメタン、ブロモジクロロメタン及びブロモホルムのそれぞれの濃度の総和）			○			○			○		不可
28	トリクロロ酢酸			○			○			○		不可
29	ブロモジクロロメタン			○			○			○		不可
30	ブロモホルム			○			○			○		不可
31	ホルムアルデヒド			○			○			○		不可
32	亜鉛及びその化合物				○			○		○		可
33	アルミニウム及びその化合物				○			○		○		可
34	鉄及びその化合物				○			○		○		可
35	銅及びその化合物				○			○		○		可
36	ナトリウム及びその化合物				○			○		○		可
37	マンガン及びその化合物				○			○		○		可
38	塩化物イオン ※5		○			○			○			不可
39	カルシウム、マグネシウム等（硬度）				○			○		○		可
40	蒸発残留物				○			○		○		可
41	陰イオン界面活性剤				○			○		○		可

42	(4S,4aS,8aR)-オクタヒドロ-4,8a-ジメチルナフタレン-4a(2H)-オール（別名；ジェオスミン）										○	可
43	1,2,7,7-テトラメチルビシクロ［2,2,1］ヘプタン-2-オール（別名：2-メチルイソボルネオール）										○	可
44	非イオン界面活性剤				○			○		○		可
45	フェノール類				○			○		○		可
46	有機物（全有機炭素（TOC）の量）※4		○			○			○			不可
47	pH値 ※5		○			○			○			不可
48	味 ※5		○			○			○			不可
49	臭気 ※5		○			○			○			不可
50	色度 ※5		○			○			○			不可
51	濁度 ※5		○			○			○			不可
	遊離残留塩素	○										不可
	色	○										不可
	濁り	○										不可

※1　過去3年分の水質検査データがない場合は、月1回測定項目以外は3か月に1回測定を行うこと。

※2　規則に記載された事項について、科学的な根拠に基づいて明らかに汚染の恐れがない場合に限り検査の実施の省略を検討すること。また、検査の実施を省略した場合も汚染状況の確認のため、3年に1回は検査を行うことが望ましい。

※3　海水を原水とする場合を除く。

※4　浄水処理にオゾン処理を用いる場合及び消毒に次亜塩素酸を用いる場合を除く。

※5　水道により供給される水に係る当該事項について連続的に計測及び記録がなされている場合にあっては、おおむね3か月に1回以上とすることができる。

＜参考Ⅱ－2－4＞

専用水道に該当しない地下水等を水源とする特定建築物の水質検査項目及び検査回数

検査回数	7日以内ごとに1回	6か月以内ごとに1回	1年以内ごとに1回 （6月1日～9月30日）	3年以内ごとに1回
検査項目	遊離残留塩素	一般細菌 大腸菌 亜硝酸態窒素 硝酸態窒素及び亜硝酸態窒素 塩化物イオン 有機物（全有機炭素（TOC）の量） pH値 味 臭気 色度 濁度 鉛及びその化合物※ 亜鉛及びその化合物※ 鉄及びその化合物※ 銅及びその化合物※ 蒸発残留物※	シアン化物イオン及び塩化シアン 塩素酸 クロロ酢酸 クロロホルム ジクロロ酢酸 ジブロモクロロメタン 臭素酸 総トリハロメタン トリクロロ酢酸 ブロモジクロロメタン ブロモホルム ホルムアルデヒド	四塩化炭素 シス-1,2-ジクロロエチレン及びトランス-1,2-ジクロロエチレン ジクロロメタン テトラクロロエチレン トリクロロエチレン ベンゼン、フェノール類
備考	●　給水開始前→水道水質基準に関する省令の全項目（51項目）について検査 ●　給水栓における水の色、濁り、におい、味その他の状態より供給する水に異常を認めたとき→必要な項目について検査 ●　周辺の井戸等における水質の変化その他の事情から判断して、水質基準に適合しないおそれがあるとき→必要な項目について検査 ※の項目は、水質検査の結果、水質基準に適合していた場合は、その次の回の水質検査時に省略可能。			

②　検査場所

○　検査は給水系統の代表的な末端の給水栓から採水して行う。

　給水系統の末端とは、通常、高置水槽がある場合は最も下の階になり、高置水槽がない場合は最上階となる。

○　一つの受水槽について複数の高置水槽がある場合、それぞれを別の系統とみなし、水質検査を実施する。

○　水源が異なり、相互に連絡しない別の系統がある場合には、それぞれの末端給水栓で実施する。

③　**検査方法**

○　検査項目ア．専用水道が実施すべき水質検査の項目（項目番号1～51）については、水質基準に関する省令の規定に基づき厚生労働大臣が定める方法により測定する。

○　検査項目イ．遊離残留塩素については、水道法施行規則第17条第2項の規定に基づき厚生労働大臣が定める遊離残留塩素及び結合残留塩素の検査方法により測定する。

C　事後措置

➢　検査の結果が基準に適合しない場合は、基準に適合するまで飲用等を中止すること。

➢　原因が水処理設備等によるものか、水源によるものかを究明し、状況に応じて保健所等と相談の上、必要な措置を講ずること。

➢　貯水槽がある場合、生徒数の減少等により水の使用量が減少すると、貯水槽の回転数（率）が低下し、残留塩素が消失するため、水質が悪化するおそれがある。貯水槽の有効用量を低く設定し直す、あるいは直結給水に改修する等、必要な措置を検討すること。

　貯水槽の回転数（率）は、1日の間に貯水槽の水が入れ替わる回数を示す数値であり、1日に使用する水の量を、貯水槽の有効容量で除して求める。回転数は、飲料水の衛生管理に当たって重要な指標であり、一般に、受水槽については1日当たり2回転程度、高置水槽については10回転程度になるよう計画する。

➢　飲料水の貯水槽については、建設省告示（昭和50年告示第1597号）において、「外部から給水タンク又は貯水タンクの天井、底又は周壁の保守点検を容易かつ安全に行うことができるように設けること。」と規定されている。すなわち、6面点検ができる床置型貯水槽を設置することが求められている。昭和50年以前に設置された貯水槽には、地下式等のものがあるが、このような貯水槽は、周壁や底面を外側から点検することができないため、汚染の原因となる亀裂等が発生しても発見が困難であることから、可能な限り早急に床置型等に改善する必要がある。

(3)　専用水道（水道水を水源とする場合を除く。）及び専用水道に該当しない井戸水等を水源とする飲料水の原水の水質

A　検査項目及び基準値の設定根拠等の解説

検査項目	基　準
ア．一般細菌	1 mL の検水で形成される集落数が 100 以下であること。
イ．大腸菌	検出されないこと。
ウ．塩化物イオン	200 mg/L 以下であること。
エ．有機物（全有機炭素（TOC）の量）	3 mg/L 以下であること。
オ．pH 値	5.8 以上 8.6 以下であること。
カ．味	異常でないこと。
キ．臭気	異常でないこと。
ク．色度	5 度以下であること。
ケ．濁度	2 度以下であること。

基準は平成 30 年 3 月時点の情報に基づいているため、最新の情報を確認すること。

○　検査項目ア～ケについては、水質基準に関する省令の表の下欄に掲げる基準による。

○　本項は、井戸水及び河川水等を水源とする場合の原水の水質基準である。

○　井戸水等を利用する場合は、地下水の汚染等を考慮して、点検や水質検査を行わなければならない。病原性微生物による汚染を防ぐため、塩素消毒装置を設けるとともに、日常的に塩素濃度を確認する。有機溶剤等による汚染への対策として、定期的に全項目の水質検査を行うとともに、保健所や自治体の環境部局から、地域の地下水汚染状況等の情報を入手するよう努める。

第Ⅱ章

B　検査方法等の解説

検査項目	方　法
ア．一般細菌	標準寒天培地法
イ．大腸菌	特定酵素基質培地法
ウ．塩化物イオン	イオンクロマトグラフ（陰イオン）による一斉分析法又は滴定法
エ．有機物（全有機炭素（TOC）の量）	全有機炭素計測定法
オ．pH 値	ガラス電極法又は連続自動測定機器によるガラス電極法
カ．味	官能法
キ．臭気	官能法
ク．色度	比色法、透過光測定法又は連続自動測定機器による透過光測定法
ケ．濁度	比濁法、透過光測定法、連続自動測定機器による透過光測定法、積分球式光電光度法、連続自動測定機器による積分球式光電光度法、連続自動測定機器による散乱光測定法又は連続自動測定機器による透過散乱法

上表の左欄に掲げる検査項目について、右欄に掲げる方法又はこれと同等以上の方法により、毎学年１回定期に検査を行うものとする。

検査方法は平成 30 年３月時点の情報に基づいているため、最新の情報を確認すること。

①　検査回数

毎学年１回定期に行うが、どの時期が適切かは地域の特性を考慮した上、学校で計画立案し、実施する。

②　検査場所

塩素消毒前の原水の採水が可能な場所から採水して行う。

③　検査方法

検査項目ア～ケについては、水質基準に関する省令の規定に基づき厚生労働大臣が定める方法により測定する。

C　事後措置

- 検査の結果が基準に適合しない場合は、給水栓における水質の管理を徹底した上で、給水栓水の水質が基準を満たしていることを確認すること。
- 水源の環境をよく調べ、原水が汚染を受けるおそれがある場合は、状況に応じて保健所等と相談の上速やかに適切な措置を講ずること。
- 井戸水の水質が悪化したり、十分な衛生管理が困難となったりした場合は、飲料水を水道水に切り替えることを検討すること。

＜参考Ⅱ－2－5＞

飲料水原水の基準超過の原因（例）

No.	水質検査項目	基準超過の原因（例）
1	一般細菌	微生物による汚染
2	大腸菌	糞便由来の病原微生物による汚染
3	カドミウム及びその化合物	鉱山排水、工場排水等の混入
4	水銀及びその化合物	工場排水、農薬、下水等の混入
5	セレン及びその化合物	鉱山排水、工場排水等の混入
6	鉛及びその化合物	主に鉛給水管からの溶出
7	ヒ素及びその化合物	自然水中に存在又は排水の混入
8	六価クロム化合物	鉱山排水、工場排水等の混入
9	亜硝酸態窒素	動植物由来や窒素肥料、家庭排水等の混入
10	シアン化物イオン及び塩化シアン	めっき工場、選鉱精錬所等からの排水の混入
11	硝酸態窒素及び亜硝酸態窒素	動植物由来や窒素肥料、家庭排水等の混入
12	フッ素及びその化合物	地質由来や工場排水等の混入
13	ホウ素及びその化合物	火山地帯の地下水、工場排水等の混入
14	四塩化炭素	フロン等冷媒の原料、溶剤、洗浄剤に由来
15	1,4-ジオキサン	溶剤や安定剤として使用されたものの混入
16	シス-1,2-ジクロロエチレン及びトランス-1,2-ジクロロエチレン	溶剤、香料、塗料等に使用されたものの混入
17	ジクロロメタン	殺虫剤、塗料、洗浄剤として使用されたものの混入
18	テトラクロロエチレン	溶剤、ドライクリーニング、脱脂剤に由来
19	トリクロロエチレン	脱脂洗浄、フロン製造原料、溶剤に由来
20	ベンゼン	染料、薬品、繊維等合成原料、溶剤に由来
21	塩素酸	消毒用塩素の分解生成物
22	クロロ酢酸	有機物質と消毒用塩素の副生成物
23	クロロホルム	有機物質と消毒用塩素の副生成物
24	ジクロロ酢酸	有機物質と消毒用塩素の副生成物
25	ジブロモクロロメタン	有機物質と消毒用塩素の副生成物
26	臭素酸	次亜塩素酸生成時等に不純物の臭化物イオンの酸化生成物
27	総トリハロメタン（クロロホルム、ジブロモクロロメタン、ブロモジクロロメタン及びブロモホルムのそれぞれの濃度の総和）	浄水過程で水中のフミン質等有機物と消毒用塩素が反応して生成される副生成物
28	トリクロロ酢酸	有機物質と消毒用塩素の副生成物
29	ブロモジクロロメタン	有機物質と消毒用塩素の副生成物
30	ブロモホルム	有機物質と消毒用塩素の副生成物

31	ホルムアルデヒド	有機物質と消毒用塩素の副生成物
32	亜鉛及びその化合物	鉱山・工場排水、亜鉛鋼管から溶出
33	アルミニウム及びその化合物	鉱山・工場排水、温泉、凝集剤に由来
34	鉄及びその化合物	自然水に含有、排水や鉄管にも由来
35	銅及びその化合物	鉱山・工場排水、殺菌剤、銅管等に由来
36	ナトリウム及びその化合物	自然水に含有、排水、塩素処理等に由来
37	マンガン及びその化合物	主に地質に起因、鉱山・工場排水から
38	塩化物イオン	主に地質に起因、排水の影響もあり
39	カルシウム・マグネシウム等（硬度）	主に地質に起因、排水の影響もあり
40	蒸発残留物	塩類と有機物、自然由来又は排水等に由来
41	陰イオン界面活性剤	洗剤成分、工場・家庭排水等に由来
42	(4S,4aS,8aR)-オクタヒドロ-4,8a-ジメチルナフタレン-4a(2H)-オール （別名；ジェオスミン）	湖沼等で富栄養化に伴い発生する、異臭味（かび臭）等の原因物質 放線菌、藍藻類の産生物質に起因
43	1,2,7,7-テトラメチルビシクロ［2,2,1］ヘプタン-2-オール （別名；2-メチルイソボルネオール）	湖沼等で富栄養化に伴い発生する、異臭味（かび臭）等の原因物質 放線菌、藍藻類の産生物質に起因
44	非イオン界面活性剤	合成洗剤、各種洗浄剤、乳化剤等に由来
45	フェノール類	工場排水、防錆・防腐剤等に由来
46	有機物（全有機炭素（TOC）の量）	工業排水、下水、し尿等に由来
47	pH 値	酸性物質、又はアルカリ性物質に起因
48	味	地質、排水、藻類、給水管等に由来
49	臭気	水源の状況、排水、給水管等に由来
50	色度	水源の有機物・鉄・マンガン、排水に由来
51	濁度	土壌粒子、有機物、微生物等に由来

(4)　雑用水の水質

A　検査項目及び基準値の設定根拠等の解説

検査項目	基　準
ア．pH 値	5.8 以上 8.6 以下であること。
イ．臭気	異常でないこと。
ウ．外観	ほとんど無色透明であること。
エ．大腸菌	検出されないこと。
オ．遊離残留塩素	0.1 mg/L（結合残留塩素の場合は 0.4 mg/L）以上であること。

○　この項は、雑用水を水洗便所の洗浄水、樹木への散水等、原則として人体に直接接触しない方法で用いる場合（参考Ⅱ－2－6）の水質基準である。

○　自然エネルギーや資源の有効活用の一環として、学校において雑用水が利用されている。

○　雑用水についても、飲料水と同様に塩素剤による消毒を行い、その濃度を確認するとともに、大腸菌が検出されないように保つ必要がある。

○　検査項目は、主として、雨水の利用を想定して定められている。雨水は屋上等から集水する場合が多く、屋上面の汚れや鳥の糞等が混入するおそれがあるため、大腸菌を調べるほか、pH 値、臭気、外観及び遊離残留塩素濃度について検査を行う。

○　特定建築物に該当する校舎等を有する学校、専修学校及び幼保連携型認定こども園では、雑用水の利用に当たり、該当する校舎等に対して建築物衛生法に基づく基準（参考Ⅱ－2－7）が適用されるので、併せて遵守する必要がある。

○　建築物の屋上等に降った雨水を貯留し、水洗便所の洗浄水、樹木の散水等に活用することがある。また、下水等の排水を浄化して再利用することも行われている。こうした飲用には適さないが、洗浄等の用途に使用できる水を「中水」と呼ぶことがある。中水を供給する施設を「中水道」という。

○　ビオトープ等の生物の飼育に使用している水は、雑用水の水質検査の対象としない。

＜参考Ⅱ－2－6＞

雑用水の区分

雑用水の区分については、法的に明確な定義が示されていないが、学校において使用される雑用水については、以下のようにまとめられる。

<table>
<tr><th></th><th>水源</th><th>用途</th></tr>
<tr><td rowspan="6">雑用水</td><td rowspan="5">雨水
飲用以外の井戸水
工業用水</td><td>散水</td></tr>
<tr><td>修景用水（噴水、滝など）</td></tr>
<tr><td>栽培用水</td></tr>
<tr><td>清掃用水</td></tr>
<tr><td rowspan="2">水洗便所の洗浄水</td></tr>
<tr><td>再処理水（下水等の排水を浄化した水）</td></tr>
</table>

※建築物衛生法施行規則では、散水、修景又は清掃の用に供する水にあっては、し尿を含む水を原水として用いないことが定められている。

＜参考Ⅱ－2－7＞

特定建築物における雑用水の水質基準（建築物衛生法施行規則第４条の2）

<table>
<tr><th rowspan="2">検査項目</th><th colspan="2">雑用水の用途</th></tr>
<tr><th>散水、修景又は清掃の用に供する水*</th><th>水洗便所の用に供する水</th></tr>
<tr><td>残留塩素</td><td colspan="2">遊離残留塩素0.1 mg/L（結合残留塩素の場合は0.4 mg/L）以上に保持するようにすること。
ただし、供給する水が病原生物に著しく汚染されるおそれがある場合又は病原微生物に汚染されたことを疑わせるような生物もしくは物質を多量に含むおそれがある場合は、遊離残留塩素0.2 mg/L（結合残留塩素の場合は1.5 mg/L）以上とすること。</td></tr>
<tr><td>pH値</td><td colspan="2">5.8以上8.6以下であること</td></tr>
<tr><td>臭気</td><td colspan="2">異常でないこと</td></tr>
<tr><td>外観</td><td colspan="2">ほとんど無色透明であること</td></tr>
<tr><td>大腸菌</td><td>検出されないこと</td><td></td></tr>
<tr><td>濁度</td><td colspan="2">２度以下</td></tr>
</table>

*し尿を含む水を原水として用いないこと。

B　検査方法等の解説

検査項目	方　法
ア．pH 値	ガラス電極法又は連続自動測定機器によるガラス電極法
イ．臭気	官能法
ウ．外観	目視によって、色、濁り、泡立ち等の程度を調べる。
エ．大腸菌	特定酵素基質培地法
オ．遊離残留塩素	ジエチル-*p*-フェニレンジアミン法、電流法、吸光光度法、連続自動測定器による吸光光度法又はポーラログラフ法

上表の左欄に掲げる検査項目について、右欄に掲げる方法又はこれと同等以上の方法により、毎学年２回定期に検査を行うものとする。

検査方法は平成 30 年３月時点の情報に基づいているため、最新の情報を確認すること。

①　検査回数

毎学年２回定期に行うが、どの時期が適切かは地域の特性を考慮した上、学校で計画立案し、実施する。

なお、特定建築物に該当する建築物については、建築物衛生法によって雑用水に関して衛生上必要な措置等が定められており、必要な検査回数等が異なることに留意する（参考Ⅱ－２－８）。

＜参考Ⅱ－２－８＞

特定建築物における雑用水の検査項目及び検査回数（建築物衛生法施行規則第４条の２）

検査項目	雑用水の用途	
	散水、修景又は清掃の用に供する水*	水洗便所の用に供する水
残留塩素	７日以内ごとに１回	
pH 値	７日以内ごとに１回	
臭気	７日以内ごとに１回	
外観	７日以内ごとに１回	
大腸菌	２か月以内ごとに１回	
濁度	２か月以内ごとに１回	

*し尿を含む水を原水として用いないこと。

②　検査場所

検査は給水系統の末端の給水栓から採水して行う。

③　検査方法

○　検査項目ア．pH 値、イ．臭気及びエ．大腸菌については、水質基準に関する省令の規定に基づき厚生労働大臣が定める方法により測定する。

○　検査項目ウ．外観は、検水を透明な容器にとり、白紙又は黒紙を背景にして調べる。

○　検査項目オ．遊離残留塩素については、水道法施行規則第 17 条第２項の規定に基づき厚生労働大臣が定める遊離残留塩素及び結合残留塩素の検査方法により測定する。

○　具体的には、pH 値及び遊離残留塩素濃度については、「第 4　水泳プールに係る学校環境衛生基準」で規定する検査方法に準じた方法で行うものとする。

　臭気は、検水を共栓付きガラス容器にとり、栓をして 40 ～ 50℃に温めた後、振り混ぜ、栓を開けると同時に、塩素臭以外の臭気を調べる。

○　雨水は、校舎の屋上等への降雨を集め、沈砂等の必要な処理を行った後、貯水槽に貯留したものを利用する。雨水については、水道水等に比較して、水質が安定していないことを考慮し、雑用水の定期水質検査は年 2 回規定している。

C　事後措置

➢　検査の結果が基準に適合しない場合は、原因を究明し、必要な措置を講ずること。

➢　雨水を利用する場合、屋上等、雨水を集める場所が汚染されていると、雨水に有機物や細菌が混入して水質が悪化することが考えられる。水質が基準に適合しない場合は、塩素消毒装置や、雨水の貯水槽等の設備の状況を点検するとともに、屋上の利用方法や汚染状況について調べること。

➢　学校外の処理施設から再利用水の供給を受けて利用する中水道が基準に適合していない場合は、あらかじめ塩素消毒が行われているので、塩素の保持状況を確認するとともに、貯水槽等の給水設備を点検して、基準に適合しない原因を究明すること。

2　施設・設備

(5)　飲料水に関する施設・設備

A　検査項目及び基準値の設定根拠等の解説

検査項目	基　準
ア．給水源の種類	上水道、簡易水道、専用水道、簡易専用水道及び井戸その他の別を調べる。
イ．維持管理状況等	(ア)　配管、給水栓、給水ポンプ、貯水槽及び浄化設備等の給水施設・設備は、外部からの汚染を受けないように管理されていること。また、機能は適切に維持されていること。 (イ)　給水栓は吐水口空間が確保されていること。 (ウ)　井戸その他を給水源とする場合は、汚水等が浸透、流入せず、雨水又は異物等が入らないように適切に管理されていること。 (エ)　故障、破損、老朽又は漏水等の箇所がないこと。 (オ)　塩素消毒設備又は浄化設備を設置している場合は、その機能が適切に維持されていること。
ウ．貯水槽の清潔状態	貯水槽の清掃は、定期的に行われていること。

○　給水源の種類について、上水道、簡易水道、専用水道、簡易専用水道及び井戸その他の別を調べる必要がある。

○　飲料水に関する施設及び設備については、水道法において、専用水道は施設基準に基づいた管理等を行うこと、簡易専用水道は管理の検査を受けること等が義務付けられている。

また、水道法の規制が適用されない井戸等は、厚生省生活衛生局長通知「飲用井戸等衛生対策要領」(昭和62年1月29日付衛水第12号〔一部改正　平成26年3月31日健発0331第30号〕)により、管理について指針が示されている。

○　井戸水等を給水源とする場合は、塩素消毒装置を備えるとともに、水質に応じて、ろ過装置等を設置し、これらの機能を有効に維持しなければならない。塩素消毒装置の目詰まり、薬液不足等により、遊離残留塩素濃度の低下がみられることがあるので、これらの施設・設備の点検を行う。

○　給水施設・設備は、飲料水が外部からの汚染を受けないよう維持管理するとともに、給水用具の経年変化や不適切な施工等が原因となる水の逆流事故を防止するよう十分な注意が必要である。汚水が給水施設・設備系統に逆流した場合、汚染した飲料水を飲用するおそれが生じる。特に、貯水槽を経由しない直結給水を行っている施設においては、汚水が公共水道管まで逆流した場合には、公共水道施設や公衆衛生にも重大な影響を及ぼすため、逆流防止対策は極めて重要である。

○　逆流防止対策としては、故障や漏水等についての定期点検等の維持管理とともに、給水施設・設備と雑用水等の水管・設備を直接接続しないことや、貯水槽やプール等に給水する場合には、吐水口と越流面の間の垂直距離(吐水口空間)*を十分に確保することが重要である。

*垂直距離については、「給水装置の構造及び材質の基準に関する省令（平成9年厚生省令第14号）」を参照すること。

○　貯水槽は、外部からの虫や異物の侵入等により汚染を受けやすいため注意を要する。
○　貯水槽内部の汚れが原因となって、水質の劣化が起こらないよう毎学年1回以上清掃する。

B　検査方法等の解説

検査項目	方　法
ア．給水源の種類	給水施設の外観や貯水槽内部を点検するほか、設備の図面、貯水槽清掃作業報告書等の書類について調べる。
イ．維持管理状況等	
ウ．貯水槽の清潔状態	

上表の左欄に掲げる検査項目について、右欄に掲げる方法又はこれと同等以上の方法により、水道水を水源とする飲料水にあっては、毎学年1回、井戸水等を水源とする飲料水にあっては、毎学年2回定期に検査を行うものとする。

①　検査回数

水道水を水源とする飲料水にあっては毎学年1回、井戸水等を水源とする飲料水にあっては毎学年2回定期に行うが、どの時期が適切かは地域の特性を考慮した上、学校で計画立案し、実施する。

貯水槽の清掃は、計画的に実施する必要がある。学校の施設維持管理の責任者は、この清掃の際に貯水槽内部を点検する。特に、清掃作業終了時の確認を実施すること。井戸水等を水源とする飲料水の場合は、水道水よりも貯水槽が汚染されやすいため、年2回定期的に貯水槽内の点検を行うこととしている。

②　検査場所

給水施設の外観や貯水槽内部について検査を行う。

③　検査方法

給水施設の外観や貯水槽内部を点検するほか、設備の図面、貯水槽清掃作業報告書等の関係書類により維持管理状況等について確認する。

C　事後措置

➢　井戸等を給水源とする場合には、水源の環境を調査し、原水が汚染を受けるおそれがある場合は、速やかに適切な措置を講ずること。
➢　受水槽が地下式（昭和50年建設省告示第1597号に基づく構造でないもの）である等、施設・設備の構造が汚染を受けるおそれがある場合は、速やかに補修又は改修する等の適切な措置を講ずること。
➢　施設・設備を構成する材料、塗装が不良又は老朽化している場合は、速やかに補修又は改修する等適切な措置を講ずること。

➢　施設・設備に故障、破損、老朽及び漏水等がある場合は、速やかに補修又は改修する等適切な措置を講ずること。

⑹　雑用水に関する施設・設備

A　検査項目及び基準値の設定根拠等の解説

検査項目	基　準
⑹　雑用水に関する施設・設備	㈠　水管には、雨水等雑用水であることを表示していること。 ㈡　水栓を設ける場合は、誤飲防止の構造が維持され、飲用不可である旨表示していること。 ㈢　飲料水による補給を行う場合は、逆流防止の構造が維持されていること。 ㈣　貯水槽は、破損等により外部からの汚染を受けず、その内部は清潔であること。 ㈤　水管は、漏水等の異常が認められないこと。

○　雑用水に関する施設・設備については、雑用水を誤って使用したり、飲用したりしないような配慮が必要である。

・給水管には、雑用水であることを表示し、飲料水の配管との区別を明確にする。

・散水や検査のため給水栓を設ける場合は、鍵付きの水栓とするか、ハンドル着脱式等の水栓とし、飲用不可である旨を表示する。

・降雨量の少ない時期には水量の不足を補うため、飲料水から雨水の貯水槽に補給する必要があるが、逆流防止のため、補給水槽を経由したり、ホッパー（ろうと状の器具）で受けたりする等により、吐水口空間を設けて間接的に給水を行う（図Ⅱ－2－1）。

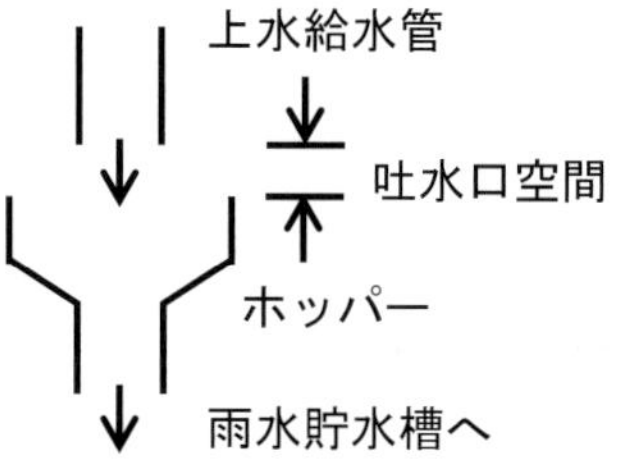

図Ⅱ－2－1　ホッパーによる給水

○　大便器の洗浄水として飲料水を使用する場合、手洗い器具付きの洗浄用タンクを使用して手洗い水を同時に供給する場合があるが、雑用水を便器洗浄に利用する場合は、こうした設備は使用できない。また、シャワー洗浄機能付きの便座（いわゆるシャワートイレ）を使用する場合は、シャワー洗浄には飲料水を、便器洗浄には雑用水を別に配管して、それぞれに供給する必要がある。

○　施設の維持管理についても、誤飲や誤使用を防ぐ措置が必要である。また、衛生害虫や悪臭等が発生していないことを確認する必要がある。

○　長期にわたる渇水の間に、屋上等に泥等の汚れが蓄積し、次の降雨の際に貯水槽に流入することがあるので留意する必要がある。

B　検査方法等の解説

検査項目	方　法
(6)　雑用水に関する施設・設備	施設の外観や貯水槽等の内部を点検するほか、設備の図面等の書類について調べる。

上表の左欄に掲げる検査項目について、右欄に掲げる方法又はこれと同等以上の方法により、毎学年２回定期に検査を行うものとする。

①　検査回数

毎学年２回定期に行うが、どの時期が適切かは地域の特性を考慮した上、学校で計画立案し、実施する。

特に雨水を利用している場合は、季節的な雨量の変動により施設の状態が変化することが想定されることから、毎学年２回の定期検査を行うこととしている。

②　検査場所

施設の外観や貯水槽等の内部について検査を行う。

③　検査方法

施設の外観や貯水槽等の内部を点検するほか、設備図面や専門業者による水槽清掃の報告書等の関係書類により、過去の維持管理状況を確認する。

C　事後措置

➢　雑用水の誤飲又は誤使用のおそれがある場合、速やかに適切な措置を講ずること。

➢　雑用水が飲料水に混入するか、その疑いがある場合、飲料水の給水停止等の措置をとること。

➢　雑用水の貯水槽の内部に著しい汚れがある場合、貯水槽の清掃を行うこと。雑用水の貯水槽の清掃は、定期的に行うこととしていないが、貯水槽の内部を点検した結果により、必要に応じて清掃すること。

➢　その他の関連施設・設備に故障等がある場合、補修又は改修を行うこと。

第３　学校の清潔、ネズミ、衛生害虫等及び教室等の備品の管理に係る学校環境衛生基準

1　学校の清潔、ネズミ、衛生害虫等及び教室等の備品の管理に係る学校環境衛生基準は、次表の左欄に掲げる検査項目ごとに、同表の右欄のとおりとする。

検査項目		基　準
学校の清潔	(1)　大掃除の実施	大掃除は、定期に行われていること。
	(2)　雨水の排水溝等	屋上等の雨水排水溝に、泥や砂等が堆積していないこと。また、雨水配水管の末端は、砂や泥等により管径が縮小していないこと。
	(3)　排水の施設・設備	汚水槽、雑排水槽等の施設・設備は、故障等がなく適切に機能していること。
ネズミ、衛生害虫等	(4)　ネズミ、衛生害虫等	校舎、校地内にネズミ、衛生害虫等の生息が認められないこと。
教室等の備品の管理	(5)　黒板面の色彩	(ア)　無彩色の黒板面の色彩は、明度が３を超えないこと。 (イ)　有彩色の黒板面の色彩は、明度及び彩度が４を超えないこと。

2　１の学校環境衛生基準の達成状況を調査するため、次表の左欄に掲げる検査項目ごとに、同表の右欄に掲げる方法又はこれと同等以上の方法により、検査項目(1)については、毎学年３回、検査項目(2)～(5)については、毎学年１回定期に検査を行うものとする。

検査項目		方　法
学校の清潔	(1)　大掃除の実施	清掃方法及び結果を記録等により調べる。
	(2)　雨水の排水溝等	雨水の排水溝等からの排水状況を調べる。
	(3)　排水の施設・設備	汚水槽、雑排水槽等の施設・設備からの排水状況を調べる。
ネズミ、衛生害虫等	(4)　ネズミ、衛生害虫等	ネズミ、衛生害虫等の生態に応じて、その生息、活動の有無及びその程度等を調べる。
教室等の備品の管理	(5)　黒板面の色彩	明度、彩度の検査は、黒板検査用色票を用いて行う。

1　学校の清潔

清潔とは、感覚的にきれいと感じることができる状態であることのほかに、微生物や化学物質による汚染が見られず、ごみ等その場に不用のものがない状態を指す。

⑴　大掃除の実施

A　検査項目及び基準値の設定根拠等の解説

検査項目	基　準
⑴　大掃除の実施	大掃除は、定期に行われていること。

清掃については、児童生徒等により日常的に行われるものであるが、定期的に大掃除を行い、日常できない部分まで清掃を行う。

B　検査方法等の解説

検査項目	方　法
⑴　大掃除の実施	清掃方法及び結果を記録等により調べる。

上表の左欄に掲げる検査項目について、右欄に掲げる方法又はこれと同等以上の方法により、毎学年３回定期に検査を行うものとする。

①　検査回数

毎学年３回定期に行うが、大掃除の実施時期については学校行事等を考慮した上、学校で計画立案し、実施する。

②　検査方法

清掃記録等により大掃除の実施状況を確認する。

C　事後措置

➢　実施していない場合は、学校保健計画に位置付けるなど、計画的に行うこと。

＜参考Ⅱ－3－1＞

体育館の木製床の清掃

体育館の木製床の剥離による負傷事故[注1]を防止するためには、適切な清掃の実施（水拭き及びワックス掛けの禁止）が重要である。

注1：剥離した木片が腹部に突き刺さり重傷を負う等の事故

適切な清掃の実施（水拭き及びワックス掛けの禁止）

日常清掃及び特別清掃[注2]により、体育館の木製床を清潔に保つ。その際、水分の影響を最小限にする。なお、やむを得ず体育館にワックスを使用する場合には、それに伴うフローリングへの水分の影響を最小限とするよう注意する。

注2：日常清掃では取りきれない汚れを除去するために数か月に一度行う清掃

※詳細については、下記を参照

「体育館の床板の剥離による負傷事故の防止について（通知）」（平成29年5月29日付け29施施企第2号）

http://www.mext.go.jp/b_menu/hakusho/nc/1386373.htm

文部科学省　体育館　床板　検索

(2)　雨水の排水溝等

A　検査項目及び基準値の設定根拠等の解説

検査項目	基　準
(2)　雨水の排水溝等	屋上等の雨水排水溝に、泥や砂等が堆積していないこと。また、雨水配水管の末端は、砂や泥等により管径が縮小していないこと。

雨水が溜まることにより、悪臭や衛生害虫等の発生原因となることから、排水の状況を点検し衛生的に管理する必要がある。

B　検査方法等の解説

検査項目	方　法
(2)　雨水の排水溝等	雨水の排水溝等からの排水状況を調べる。

上表の左欄に掲げる検査項目について、右欄に掲げる方法又はこれと同等以上の方法により、毎学年１回定期に検査を行うものとする。

① 検査回数

毎学年１回定期に行うが、どの時期が適切かは地域の特性を考慮した上、学校で計画立案し、実施する。

② 検査場所

屋上や校庭の側溝等の雨水排水溝について検査を行う。

③ 検査方法

目視により排水状況を確認する。

C 事後措置

➢ 排水状況が不良の場合は、速やかにその原因を究明し、適切な措置を講ずること。

(3) 排水の施設・設備

A 検査項目及び基準値の設定根拠等の解説

検査項目	基　準
(3) 排水の施設・設備	汚水槽、雑排水槽等の施設・設備は、故障等がなく適切に機能していること。

排水は、下水道が普及した地域では下水処理場で浄化後、河川や海等の公共水域に放流されるが、下水道が普及していない地域では、合併処理浄化槽を経て、公共用水域等に放流することとなる。

平成12年の浄化槽法の一部改正により、生活環境の保全及び公衆衛生の向上の観点から、原則として、今後設置される浄化槽をすべて合併処理浄化槽とし、合併処理浄化槽で処理した後でなければ雑排水の放流をしてはならないこととされた（参考Ⅱ－３－２)。し尿のみを処理する単独処理浄化槽は、新たな設置が禁止され、既存のものも合併処理浄化槽への転換が求められている。

＜参考Ⅱ－3－2＞

下水及び浄化槽の定義

【下水道法の規定】

（用語の定義）

第二条　この法律において次の各号に掲げる用語の意義は、それぞれ当該各号に定めるところによる。

一　下水　生活若しくは事業（耕作の事業を除く。）に起因し、若しくは付随する廃水（以下「汚水」という。）又は雨水をいう。

【浄化槽法の規定】

（定義）

第二条　この法律において、次の各号に掲げる用語の意義は、それぞれ当該各号に定めるところによる。

一　浄化槽　便所と連結してし尿及びこれと併せて雑排水（工場廃水、雨水その他の特殊な排水を除く。以下同じ。）を処理し、下水道法（昭和三十三年法律第七十九号）第二条第六号に規定する終末処理場を有する公共下水道（以下「終末処理下水道」という。）以外に放流するための設備又は施設であつて、同法に規定する公共下水道及び流域下水道並びに廃棄物の処理及び清掃に関する法律（昭和四十五年法律第百三十七号）第六条第一項の規定により定められた計画に従つて市町村が設置したし尿処理施設以外のものをいう。

（浄化槽によるし尿処理等）

第三条　何人も、終末処理下水道又は廃棄物の処理及び清掃に関する法律第八条に基づくし尿処理施設で処理する場合を除き、浄化槽で処理した後でなければ、し尿を公共用水域等に放流してはならない。

2　何人も、浄化槽で処理した後でなければ、浄化槽をし尿の処理のために使用する者が排出する雑排水を公共用水域等に放流してはならない。

B　検査方法等の解説

検査項目	方　法
(3)　排水の施設・設備	汚水槽、雑排水槽等の施設・設備からの排水状況を調べる。

上表の左欄に掲げる検査項目について、右欄に掲げる方法又はこれと同等以上の方法により、毎学年１回定期に検査を行うものとする。

①　検査回数

毎学年１回定期に行うが、どの時期が適切かは地域の特性を考慮した上、学校で計画立案し、実施する。

＜参考Ⅱ－3－3＞

浄化槽法における浄化槽の保守点検・清掃の規定

（保守点検）

第八条　浄化槽の保守点検は、浄化槽の保守点検の技術上の基準に従つて行わなければならない。

（清掃）

第九条　浄化槽の清掃は、浄化槽の清掃の技術上の基準に従つて行わなければならない。

（浄化槽管理者の義務）

第十条　浄化槽管理者は、環境省令で定めるところにより、毎年一回（環境省令で定める場合にあつては、環境省令で定める回数）、浄化槽の保守点検及び浄化槽の清掃をしなければならない。

特定建築物に該当する建築物については、特定建築物維持管理権原者が、排水に関する設備の掃除を、6月以内ごとに一回、定期に行わなければならない（建築物衛生法施行規則第4条の3）。

②　検査場所

汚水槽、雑排水槽等の施設について検査を行う。

③　検査方法

目視により排水状況を確認する。

排水槽の底面等の状況は、清掃等の際でなければ点検できないので、清掃の際の専門業者による報告書等で確認する。

C　事後措置

➢　施設・設備の故障や破損等は、速やかに修繕をする等の適切な措置を講ずること。

2　ネズミ、衛生害虫等

(4)　ネズミ、衛生害虫等

A　検査項目及び基準値の設定根拠等の解説

検査項目	基　準
(4)　ネズミ、衛生害虫等	校舎、校地内にネズミ、衛生害虫等の生息が認められないこと。

衛生状態の改善、生活様式の変化等や地域性の違いにより、ネズミや衛生害虫等も、その種族、生息状態が変わってきている。ネズミ、ゴキブリ、蚊、ハエ等は、感染症を媒介することから、これらの発生には特に注意をする必要がある。

B　検査方法等の解説

検査項目	方　法
(4)　ネズミ、衛生害虫等	ネズミ、衛生害虫等の生態に応じて、その生息、活動の有無及びその程度等を調べる。

上表の左欄に掲げる検査項目について、右欄に掲げる方法又はこれと同等以上の方法により、毎学年１回定期に検査を行うものとする。

①　検査回数

毎学年１回定期に行うが、どの時期が適切かは地域の特性を考慮した上、学校で計画立案し、実施する。

季節や環境条件次第で急速に繁殖するものが多いことから、対象生物の習性をよく知った上で検査時期、検査事項を決めて行う必要がある。

特定建築物に該当する建築物については、ネズミ等の発生場所、生息場所及び侵入経路並びにネズミ等による被害の状況について、６月以内ごとに一回、定期に、統一的に調査を実施する（建築物衛生法施行規則第４条の５）。

②　検査場所及び検査方法

ネズミ、衛生害虫等の生態に応じてその発生の有無を調べる。

ア．ネズミ

・倉庫、厨芥《ちゅうかい》置場等にネズミの出入りする穴、糞、毛等が認められるかどうかを調べる。
・ネズミの通路は一定しているので壁面等に痕跡が認められるかどうかを調べる。
・食料を保管又は取り扱う場所で、食品等の食害が認められるかどうかを調べる。

イ．衛生害虫等

(ア)　ゴキブリ

・倉庫、厨芥《ちゅうかい》置場及び教室等の戸棚及び引き出し等の中に、ゴキブリの成虫、幼虫、糞、抜け殻、卵鞘《らんしょう》等が見られるかどうかを調べる。

・粘着トラップ等により生息状況を調べる。

(イ)　蚊

・成虫の吸血活動の有無及びその程度を調べる。

・部屋の壁に成虫が係留しているかどうかを調べる。

・防火用水槽、池、水たまり、下水道、雑排水槽等で、幼虫（ボウフラ）の発生の有無及びその程度について調べる。

(ウ)　ハエ

・幼虫の発生については、厨芥《ちゅうかい》置場、飼育動物施設等を特に注意して調べる。

・成虫の活動については、教室等において肉眼で調べる。

・教室等の天井及び電灯の笠等に、ハエの糞の跡が見られるかどうかを調べる。

・教室等の天井に、ハエが係留しているかどうかを調べる。

(エ)　樹木等の病害虫（ドクガ、イラガ、アメリカシロヒトリ等）

・樹木等に病害虫の幼虫等が認められるかどうかを調べる。

C　事後措置

➢ ネズミ、衛生害虫等の生息が認められた場合は、児童生徒等や周辺住民の健康及び周辺環境に影響がない方法で駆除を行うこと。

➢ 駆除に際しては対象となるネズミ、衛生害虫等の習性等をよく見極め、安易に薬剤による駆除を行わないこと。薬剤による駆除を実施せざるを得ない場合は、ネズミ、衛生害虫の駆除に当たっては「医薬品、医療機器等の品質、有効性及び安全性の確保等に関する法律」（医薬品医療機器法）の規定による承認を受けた医薬品又は医薬部外品を使用し、樹木等の病害虫の駆除に当たっては「農薬取締法」の登録を受けた農薬を使用すること。児童生徒等の健康及び周辺環境に影響がないように薬剤の残留性等の性質や毒性等特徴をあらかじめ確認した上で、休日や夏休み等の長期休暇に駆除を行う等の配慮が必要である。

➢ ネズミ、衛生害虫の駆除のために殺鼠剤や殺虫剤を使用する場合は、総合的有害生物管理を行い、薬剤の不必要な乱用による健康被害等を防ぐこと。

➢ 樹木等の植栽管理に当たり病害虫駆除のために農薬を使用する場合は、「農薬を使用する者が遵守すべき基準を定める省令（平成 15 年農林水産省・環境省令第 5 号）」及び「住宅地等における農薬使用について（平成 25 年 4 月 26 日付け 25 消安第 175 号、環水大土発第 1304261 号農林水産省消費・安全局長、環境省水・大気環境局長通知）」（参考資料 5）を遵守するとともに、農薬だけでなく、防虫ネットや粘着板等を使用して病害虫や雑草の密度を低いレベルに維持する総合的病害虫・雑草管理を行い、農薬の使用の回数及び量の削減に努めること。

- ➢ 発生源の特定及び対策が困難な場合は、「建築物ねずみ昆虫等防除業」（建築物衛生法による都道府県知事登録業）に委託する方法がある。ただし、委託した場合でも駆除方法について、十分な説明を受け、理解しておくこと。
- ➢ ネズミ、衛生害虫等の駆除のための薬剤の使用に際しては、使用目的、使用薬剤名、使用量等を記録し、保管に努めること。
- ➢ 蚊の発生予防対策として、水が溜まるような空き容器や植木鉢の皿、廃棄物等を撤去するなど、蚊の幼虫（ボウフラ）が生息する水場をなくすこと。
- ➢ 校庭の芝生化に当たっては、植栽後の病害虫、雑草対策の実効性を十分検討した上で進めていくこと。芝生の維持管理に当たっては、上記「農薬を使用する者が遵守すべき基準を定める省令」及び「住宅地等における農薬使用について」（参考資料5）の内容を踏まえて行うこと。

3　教室等の備品の管理

(5)　黒板面の色彩

A　検査項目及び基準値の設定根拠等の解説

検査項目	基　準
(5)　黒板面の色彩	(ア)　無彩色の黒板面の色彩は、明度が 3 を超えないこと。 (イ)　有彩色の黒板面の色彩は、明度及び彩度が 4 を超えないこと。

黒板面に板書された文字が見えるのは、板面の色彩と文字の色彩が異なるからである。両者の色彩の差が小さいほど文字は鮮明さを欠き、それを見ようとすると目の疲労が増加する。黒板には、板面が無彩色（黒色）のものと有彩色（緑色等の黒色以外）のものがあり、その色彩は、文字が鮮明にしかも容易に見えるものであることが望ましい。しかし、そのような色彩を、黒板にあらかじめ施しても、使用に伴い色彩が変化していくので、黒板の色彩の状態を検査する必要がある。

また、ホワイトボードについては、チョークではなくホワイトボードマーカーで書くために、チョークの粉が飛び散らず清潔であるということに併せて、電子黒板の普及に伴い設置教室数が増えてきている。ホワイトボードも黒板と同様に、見えやすく、書きやすく、消しやすいように管理を行う必要がある。

B　検査方法等の解説

検査項目	方　法
(5)　黒板面の色彩	明度、彩度の検査は、黒板検査用色票を用いて行う。

上表の左欄に掲げる検査項目について、右欄に掲げる方法又はこれと同等以上の方法により、毎学年 1 回定期に検査を行うものとする。

①　検査回数

毎学年 1 回定期に行う。

②　検査場所

各階 1 以上の教室等を選び検査を行う。

③　検査方法

明度、彩度の検査は、清潔な黒板拭きで黒板面からチョークの粉をよく拭き取った後に、図Ⅱ－3－1に示す9か所で黒板検査用色票又は簡易版黒板検査用色票を用いて検査をする。

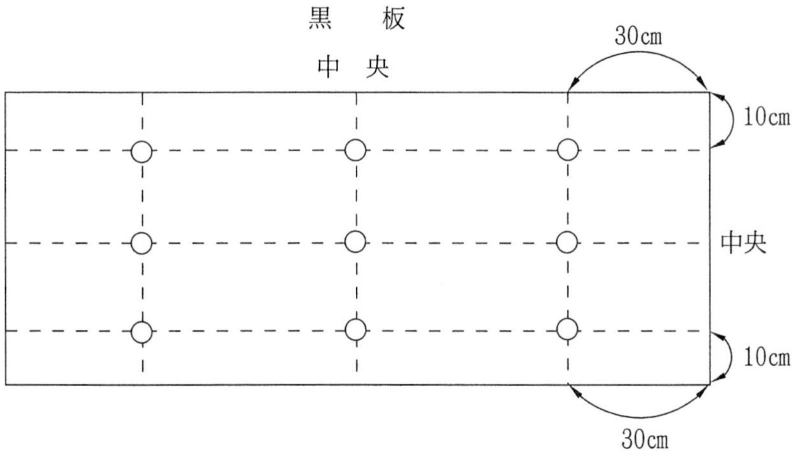

図Ⅱ－3－1　黒板の検査箇所

＜参考Ⅱ－3－4＞

黒板検査用色票の使用方法

1　照度の定期検査の年２回のうちの１回と同時に検査を行うと効果的である。

2　黒板の明度及び彩度を測定するために用いられる「黒板検査用色票」ケースには、色相判定用の細長い色票が２枚、明度・彩度判定用の色票が10枚収められている。各々の色票は、上段に標準の色紙、下段に同じ大きさに切り抜いた窓になっている。

無彩色の場合の測定は比較的容易である。無彩色の判定票を黒板に当て、図Ⅱ－3－2のように黒板面と色票が視線と直角になるようにして、下の窓の色と上の色紙の色を比較する。もし、黒板の色がＮ３よりも白く感じるならば、明度３を超えていることになり、図Ⅱ－3－3のように不合格となる。

有彩色の場合は、まず色相判定票により黒板の色相を定める。次にその色相に相当する明度・彩度判定票を用いて、無彩色の場合と同様に比色する。5／2とあるのは明度5、彩度2を示す記号で、図Ⅱ－3－4に示すように、4／4と示してある標準よりも数の少ない記号で示される色調でなければならない。

3　黒板の明度及び彩度の測定には、「簡易版黒板検査用色票」を用いることができる。色票を黒板にあて、図Ⅱ－3－2のように黒板面と色票が視線と直角になるようにして、窓の色と色紙の色を比較する。色票の比較には、緑色黒板の場合は上段、グレー黒板の場合は中段、無彩色黒板の場合は下段を用いる。図Ⅱ－3－1に示した9か所のうち、1か所でも色票の×印及び×印よりも薄く（明るく）見えるところがあれば不合格となる。

簡易版黒板検査用色票

http://kokuban.or.jp/images/pdf/kokuban_kensa.pdf

全国黒板工業連盟　検索

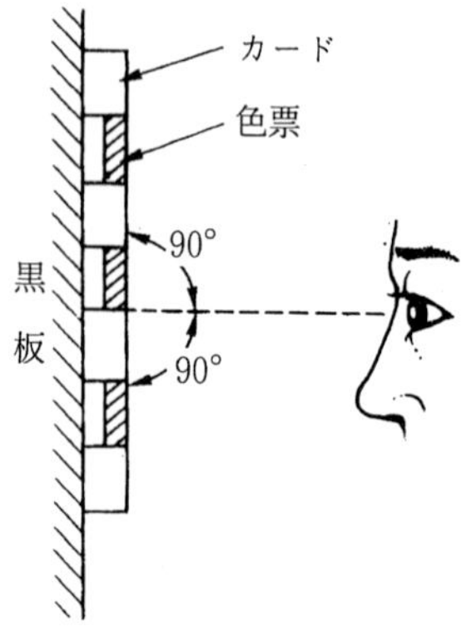

図Ⅱ－3－2 黒板検査用色票の見方

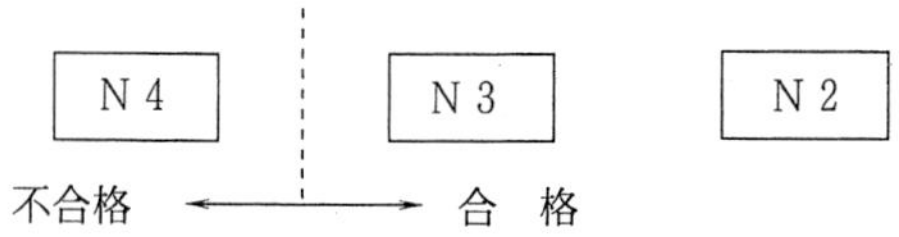

図Ⅱ－3－3 無彩色判定票による合否

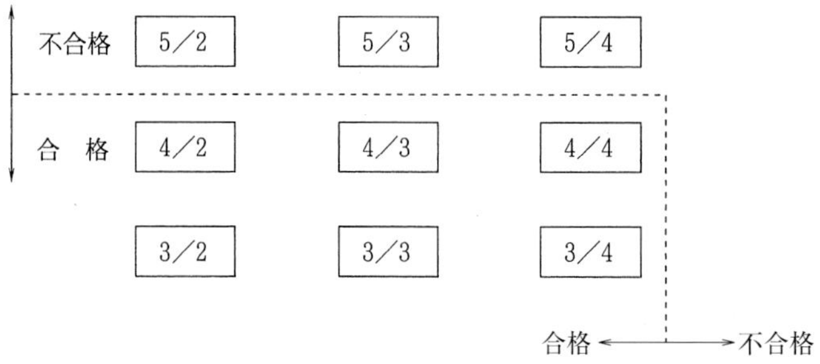

図Ⅱ－3－4 有彩色の明度・彩度判定票による合否

C　事後措置

➢ 判定基準を満たさない場合は、板面を塗り替えるか、又は取り替える等の適切な措置を講ずること。

➢ 黒板面の塗り替えは、部分的に行うとむらができるので、板面全体にわたって塗り替えることが望ましい。

➢ 黒板面を傷つけないために、日頃から次のようなことに注意すること。

・チョークは、硬い粒子や異物を含んだものを使用しない。

・黒板ふきは、吸収の悪い繊維のかたいものや表面が破れたものを使用しない。チョークの粉は電動クリーナーを活用して、絶えずきれいにして使用する。

・金属がついたマグネットは表面を傷つけやすいので注意する。なるべく、着磁面が樹脂コーティングされたものやゴムシート状のものを使用する。

・黒板には参考Ⅱ－3－5に示すような種類（JIS規格製品や全国黒板工業連盟認定製品には下記の種類が明示されている。）があり、文字が残るような汚れがひどい時の対応が異なるので、黒板の種類を確認すること。

✓　研ぎ出し鋼製黒板は黒板面を濡れた布等で水拭きはしない。

✓　焼付け鋼製黒板やほうろう黒板は、繊維の柔らかい清潔な布を硬く絞って水拭きし、すぐに乾いた柔らかい布で水分をふき取る。表面を清潔に保つためには、週1～2回、定期的に水拭きする。ただし、水拭きの際に洗剤は使用しない。洗剤には界面活性剤が含まれており、黒板面に付着すると除去するのに相当の手間がかかり、度重なって使用すると黒板面が光ってきて、かつ、チョークが付きにくくなる（チョークがすべる）。

＜参考Ⅱ－3－5＞

黒板の種類

区分	種類	説明
研ぎ出し	鋼製黒板	さび止め処理を施した鋼板の表面に黒板用塗料を塗布し、研ぎ出して、仕上げられた黒板面
焼付け	ほうろう黒板	ほうろう黒板用鋼板又は鋼帯に前処理を施した後、表面にうわぐすりを塗布し、焼き付けて仕上げた黒板面
	鋼製黒板	さび止め及び化成処理を施した鋼板の表面に黒板用塗料を塗布し、焼き付けて仕上げた黒板

＜参考Ⅱ－3－6＞

ホワイトボードの取扱い

・定期的に水拭きする。ただし、水拭きの際に洗剤は使用しない。

・文字のあとが残った場合は、雑巾で水拭きし、きれいな布で水分をふき取る。使用後はなるべく早く消す。

・常にイレーザーや粉受部に付いたマーカーの粉を取り除き、清潔に保つ。汚れたイレーザーは中性洗剤でよく洗い、乾かしてから使用する。

・かすれたマーカーは、消えにくくなるので、早めに新品と交換する。

＜参考Ⅱ－3－7＞

机、いすの高さ

机、いすの高さが児童生徒に適切であるかの確認は、これまで定期検査で行われてきた。しかし、多様な規格や可変式の机、いすの整備が進むとともに、児童生徒の体型や成長に合わせ適宜簡易な適合評価により柔軟に対応していること、また、検査方法に用いる座高が平成26年の学校保健安全法施行規則の一部改正により、平成28年度以降、健康診断の必須項目から削除されたことを踏まえ、毎学年1回の定期検査の項目として一律に定めるよりも日常的に個別に対応する方が適切であることから、平成30年の学校環境衛生基準の一部改正において削除した。

なお、日常的に個別に対応するに当たり、以下に示す理想的な学習姿勢（図Ⅱ－3－5）を参考に、児童生徒が生理的に自然な姿勢であるのかを日常的に確認し、その際、必要に応じて座高を測定し、机面の高さは座高／3＋下腿長、いすの高さは下腿長であるものを配当することが望ましい（図Ⅱ－3－6）。

また、机の下の空間に対する配慮も必要であり、児童生徒等が机の側面に足を出している場合は、机、いすの高さの不適合ばかりでなく、机の構造的な原因によることもあるので留意する必要がある。いすは長時間使用するので、疲労をできるだけ少なくするために、座面の面積は大きい方がよい。なお、机、いすの材料・材質はMSDS（化学物質等安全データシート）等により確認し、化学物質の発生のない、又は、発生の少ないものを選定する。

【理想的な学習姿勢】

児童生徒等が机、いすを使って学習を続ける場合に、最も疲労が少なく、しかも生理的に自然な姿勢は以下のようなものである（図Ⅱ－3－5）。

① いすに深く座る。
② 膝関節を直角に曲げる。
③ 下肢をまっすぐに伸ばす。
④ 足の裏が床につく。
⑤ 背筋を伸ばす。
⑥ 肩の力を抜く。
⑦ 下顎部を軽くひく。
⑧ 上肢を自然に体側につけた状態で、前腕を直角に曲げる。
　上肢をごくわずか前に出したとき、上腕の下部が机面の高さとほぼ同じになる。

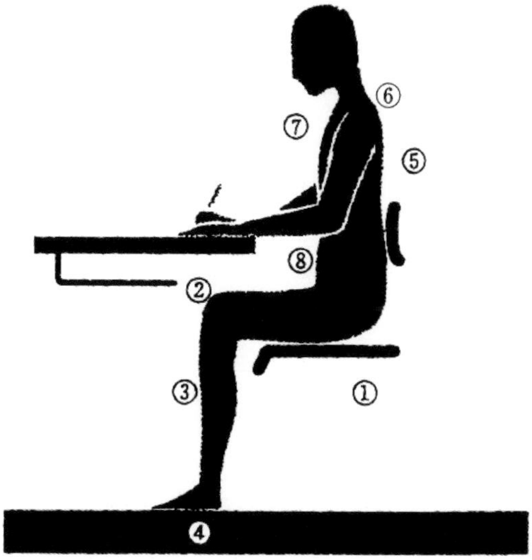

図Ⅱ－3－5　理想的な学習姿勢

（養護教論実務全集②　小学館プロダクション　1995 年 12 月）

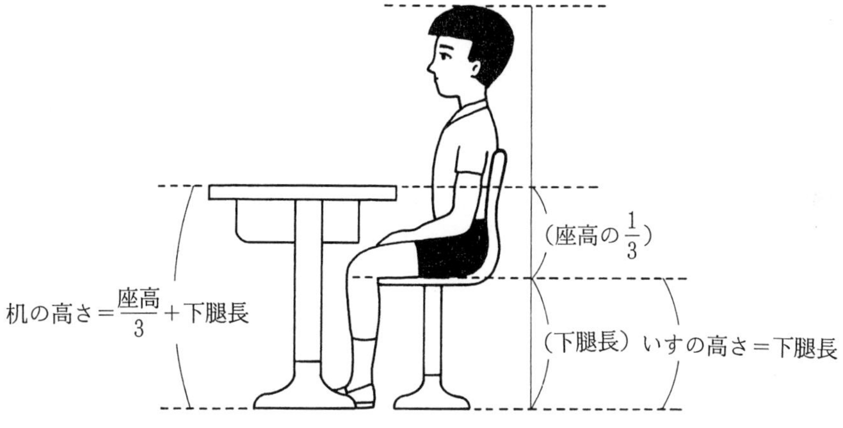

図Ⅱ－3－6　机、いすの高さ

第４　水泳プールに係る学校環境衛生基準

1　水泳プールに係る学校環境衛生基準は、次表の左欄に掲げる検査項目ごとに、同表の右欄のとおりとする。

検査項目		基　準
水質	(1)　遊離残留塩素	0.4 mg/L 以上であること。また、1.0 mg/L 以下であることが望ましい。
	(2)　pH 値	5.8 以上 8.6 以下であること。
	(3)　大腸菌	検出されないこと。
	(4)　一般細菌	1 mL 中 200 コロニー以下であること。
	(5)　有機物等（過マンガン酸カリウム消費量）	12 mg/L 以下であること。
	(6)　濁度	2 度以下であること。
	(7)　総トリハロメタン	0.2 mg/L 以下であることが望ましい。
	(8)　循環ろ過装置の処理水	循環ろ過装置の出口における濁度は、0.5 度以下であること。また、0.1 度以下であることが望ましい。
施設・設備の衛生状態	(9)　プール本体の衛生状況等	(ア)　プール水は、定期的に全換水するとともに、清掃が行われていること。 (イ)　水位調整槽又は還水槽を設ける場合は、点検及び清掃を定期的に行うこと。
	(10)　浄化設備及びその管理状況	(ア)　循環浄化式の場合は、ろ材の種類、ろ過装置の容量及びその運転時間が、プール容積及び利用者数に比して十分であり、その管理が確実に行われていること。 (イ)　オゾン処理設備又は紫外線処理設備を設ける場合は、その管理が確実に行われていること。
	(11)　消毒設備及びその管理状況	(ア)　塩素剤の種類は、次亜塩素酸ナトリウム液、次亜塩素酸カルシウム又は塩素化イソシアヌル酸のいずれかであること。 (イ)　塩素剤の注入が連続注入式である場合は、その管理が確実に行われていること。
	(12)　屋内プール	
	ア．空気中の二酸化炭素	1500 ppm 以下が望ましい。
	イ．空気中の塩素ガス	0.5 ppm 以下が望ましい。
	ウ．水平面照度	200 lx 以上が望ましい。
	備考 一　検査項目(9)については、浄化設備がない場合には、汚染を防止するため、1 週間に 1 回以上換水し、換水時に清掃が行われていること。この場合、腰洗い槽を設置することが望ましい。 　また、プール水等を排水する際には、事前に残留塩素を低濃度にし、その確認を行う等、適切な処理が行われていること。	

2　1の学校環境衛生基準の達成状況を調査するため、次表の左欄に掲げる検査項目ごとに、同表の右欄に掲げる方法又はこれと同等以上の方法により、検査項目(1)～(6)については、使用日の積算が30日以内ごとに1回、検査項目(7)については、使用期間中の適切な時期に1回以上、検査項目(8)～(12)については、毎学年1回定期に検査を行うものとする。

<table>
<tr><th colspan="2">検査項目</th><th>方　法</th></tr>
<tr><td rowspan="9">水質</td><td>(1)　遊離残留塩素</td><td>水道法施行規則第17条第2項の規定に基づき厚生労働大臣が定める遊離残留塩素及び結合残留塩素の検査方法により測定する。</td></tr>
<tr><td>(2)　pH値</td><td rowspan="3">水質基準に関する省令の規定に基づき厚生労働大臣が定める方法により測定する。</td></tr>
<tr><td>(3)　大腸菌</td></tr>
<tr><td>(4)　一般細菌</td></tr>
<tr><td>(5)　有機物等（過マンガン酸カリウム消費量）</td><td>過マンガン酸カリウム消費量として、滴定法による。</td></tr>
<tr><td>(6)　濁度</td><td rowspan="3">水質基準に関する省令の規定に基づき厚生労働大臣が定める方法により測定する。</td></tr>
<tr><td>(7)　総トリハロメタン</td></tr>
<tr><td>(8)　循環ろ過装置の処理水</td></tr>
<tr><td colspan="2">備考
一　検査項目(7)については、プール水を1週間に1回以上全換水する場合は、検査を省略することができる。</td></tr>
<tr><td rowspan="7">施設・設備の衛生状態</td><td>(9)　プール本体の衛生状況等</td><td>プール本体の構造を点検するほか、水位調整槽又は還水槽の管理状況を調べる。</td></tr>
<tr><td>(10)　浄化設備及びその管理状況</td><td>プールの循環ろ過器等の浄化設備及びその管理状況を調べる。</td></tr>
<tr><td>(11)　消毒設備及びその管理状況</td><td>消毒設備及びその管理状況について調べる。</td></tr>
<tr><td>(12)　屋内プール</td><td></td></tr>
<tr><td>ア．空気中の二酸化炭素</td><td>検知管法により測定する。</td></tr>
<tr><td>イ．空気中の塩素ガス</td><td>検知管法により測定する。</td></tr>
<tr><td>ウ．水平面照度</td><td>日本工業規格C1609に規定する照度計の規格に適合する照度計を用いて測定する。</td></tr>
</table>

1　水質

➢　プール水の原水に関する留意事項

○　プールの原水は、飲料水の基準に適合するものであることが望ましい。

○　プールの原水の種類を確認し、プールの原水が水道水の場合、又は井戸水、河川水、湖沼水等であっても飲料水に供している場合は問題ないが、飲料水に供していない井戸水、河川水、湖沼水等を用いる場合は、プール使用開始前に水質検査を行い、「第２　飲料水等の水質及び施設・設備に係る学校環境衛生基準」の「(2)　専用水道に該当しない井戸水等を水源とする飲料水の水質」で求められている検査項目の基準を満たすよう努める。

(1)　遊離残留塩素

A　検査項目及び基準値の設定根拠等の解説

検査項目	基　準
(1)　遊離残留塩素	0.4 mg/L 以上であること。また、1.0 mg/L 以下であることが望ましい。

遊離残留塩素はプール水の消毒管理の指標であり、感染症予防等プールの衛生管理において重要な意義をもっている。プール水中の遊離残留塩素は、日光の紫外線による分解や入泳者の持ち込む汚れ、毛髪・水着等により絶えず消費されることから、塩素剤を投入し、一定濃度以上を維持する必要がある。

細菌やウイルス等のプールで感染する可能性のある病原体に対して消毒効果を得るためには、0.4 mg/L 以上が必要である。

なお、幼稚園等で用いられる簡易用ミニプール等においても、感染症対策として遊離残留塩素を測定することが大切である。

＜参考Ⅱ－4－1＞

遊離残留塩素濃度と効果

残留塩素とは、塩素消毒の結果、水中に残留した殺菌力を示す化学形態の塩素のことをいい、そのうち次亜塩素酸や次亜塩素酸イオンの形態で存在するものを「遊離残留塩素」、これらがアンモニアや有機性窒素化合物等と反応して生じるクロラミン等を「結合残留塩素」という。また、遊離残留塩素と結合残留塩素との総和を「総残留塩素」という。結合残留塩素は、遊離残留塩素に比べて消毒効果が乏しいことから、プール水の塩素消毒については遊離残留塩素濃度により管理することとしている。

プール水を介する感染症の原因ウイルスや細菌等がプールに持ち込まれたとしても、プール水が塩素消毒され、その遊離残留塩素濃度が 0.4 mg/L 以上あれば、それらを不活性化したり殺菌したりすることができる。図Ⅱ－４－１は、実際に採取した学校プール水中において残留塩素濃度が0.4 mg/L あればアデノウイルスを不活化できることを示している。表Ⅱ－4－1は、短時間で病原体を死滅させる有効塩素濃度をまとめたものである。

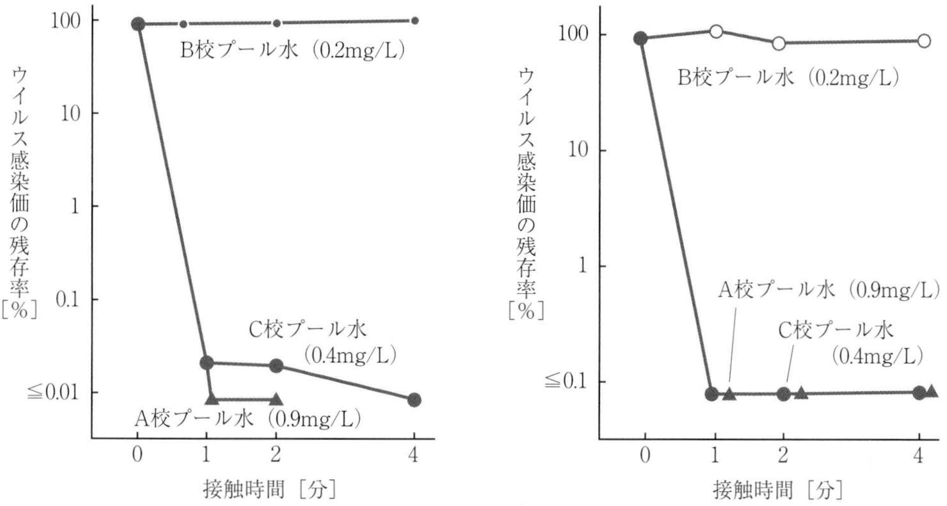

（甲野礼作他、日本の眼科、51、413（1980））

図Ⅱ－4－1　残留有効塩素濃度及び接触時間とウイルス感染価の残存率の関係

表Ⅱ－4－1 細菌と塩素濃度との関係

0.1 mg/L で死滅	チフス菌、赤痢菌、淋菌、コレラ菌、ブドウ球菌
0.15 mg/L で死滅	ジフテリア菌、脳脊髄膜炎菌
0.20 mg/L で死滅	肺炎双球菌
0.25 mg/L で死滅	大腸菌、溶血性連鎖球菌

15～30秒間で病原菌を殺すのに必要な塩素濃度
（学校における水泳プールの保健衛生管理　平成28年度改訂、（公財）日本学校保健会）

B　検査方法等の解説

検査項目	方　法
(1)　遊離残留塩素	ジエチル-*p*-フェニレンジアミン法、電流法、吸光光度法、連続自動測定器による吸光光度法又はポーラログラフ法

上表の左欄に掲げる検査項目について、右欄に掲げる方法又はこれと同等以上の方法により、使用日の積算が 30 日以内ごとに 1 回定期に検査を行うものとする。

検査方法は平成 30 年 3 月時点の情報に基づいているため、最新の情報を確認すること。

①　検査回数

使用日の積算が 30 日以内ごとに 1 回行う。

②　検体の採水場所

検体の採水場所は、プール全体の水質が把握できる場所とし、長方形のプールではプール内の対角線上におけるほぼ等間隔の位置 3 か所以上の水面下 20 cm 及び循環ろ過装置の取水口付近を原則とする。

幼稚園等で用いられる簡易用ミニプール等を含むその他の形状のプールでは、これに準じ、プールの形状に応じた適切な地点及び深さで採水を行う。

循環ろ過装置の取水口付近の残留塩素濃度は、ろ過装置内の細菌の繁殖等を抑制するために測定する必要がある。

③　検査方法

水道法施行規則第 17 条第 2 項の規定に基づき厚生労働大臣が定める遊離残留塩素及び結合残留塩素の検査方法により、現場で直ちに測定をする。

ジエチル -*p*- フェニレンジアミン（DPD）法：DPD の粉末又は錠剤を比色管に取り、これに検水を 10 mL 加えて、検水の色を比色板に照らし合わせ、遊離残留塩素濃度を求める。測定器には比色板を交換し試薬を変えることによって、高濃度遊離残留塩素濃度（腰洗い槽用）の pH 値を測定できるものもある。また、DPD の発色を携帯型吸光度計で測定し遊離残留塩素濃度を求める方法もある。なお、DPD の試薬には遊離残留塩素用と総残留塩素用のものがあるので注意する必要がある。

C　事後措置

- 遊離残留塩素濃度が基準を下回った場合は、塩素剤を投入し、一定濃度以上を維持すること。
- 遊離残留塩素濃度が均一にならない場合、液体や顆粒の塩素剤を散布したり、錠剤の塩素剤を入れたりして基準値以上に保つ。塩素安定剤は、遊離残留塩素の消費を減少させ、均一性をよくすることから、その使用も検討すること。

➢　塩素剤を投入しても遊離残留塩素が検出されない場合は、以下の原因が考えられる。

・プール水が非常に汚れており、汚れを分解するために塩素が消費されている。
この場合、さらに塩素剤を加えることで、塩素の消費が終了し、遊離残留塩素が検出されるようになる。

・残留塩素測定器の発色試薬が劣化している可能性がある。
この場合、飲料用の水道水の残留塩素（水道法により0.1 mg/L以上に保たれている）を測定することで確認できる。

・測定器の比色管が汚れている。
この場合、比色管をよく洗浄する。

(2)　pH値

A　検査項目及び基準値の設定根拠等の解説

検査項目	基　準
(2)　pH値	5.8以上8.6以下であること。

pH値（水素イオン濃度）は、5.8以上8.6以下であることとされている。

pH値が適正範囲にないとき、目に対して痛みを与える。また、この範囲を超えて水が酸性に傾くと消毒効果は強くなるが、コンクリートの劣化や配管の腐食、浄化能力の低下をもたらし、逆にアルカリ性に傾くと消毒効果が低下する。中性付近を維持することによって、効率的な浄化、消毒を行うことができる。

B　検査方法等の解説

検査項目	方　法
(2)　pH値	ガラス電極法又は連続自動測定機器によるガラス電極法

上表の左欄に掲げる検査項目について、右欄に掲げる方法又はこれと同等以上の方法により、使用日の積算が30日以内ごとに1回定期に検査を行うものとする。

検査方法は平成30年3月時点の情報に基づいているため、最新の情報を確認すること。

①　検査回数

使用日の積算が30日以内ごとに1回行う。

②　検体の採水場所

検体の採水場所は、プール全体の水質が把握できる場所とし、長方形のプールではプール内の対角線上のほぼ等間隔の位置3か所以上の水面下20 cmを原則とする。

幼稚園等で用いられる簡易用ミニプール等を含むその他の形状のプールでは、これに準じ、プールの形状に応じた適切な地点及び深さで採水を行う。

③　検査方法

水質基準に関する省令の規定に基づき厚生労働大臣が定める方法により測定する。

検体は、精製水で洗浄したガラス瓶又はポリエチレン瓶に採取し、速やかに試験する。速やかに試験できない場合は、冷暗所に保存し、12 時間以内に試験する。

＜同等以上の方法例＞

比色法及び pH 用比色板（コンパレーター）を用いて測定する。

C　事後措置

➢ pH が基準から外れている場合は、補給水や pH 調整剤で pH 調整を行う。

　なお、プール水の pH 値に最も影響を与えるのは、使用する塩素剤の種類である。例えば、次亜塩素酸ナトリウム液（液体無機系）はアルカリ性、次亜塩素酸カルシウム（固形無機系）及びジクロロイソシアヌル酸（固形有機系）は中性、トリクロロイソシアヌル酸（固形有機系）は酸性を示すことから、使用する塩素剤の特徴を踏まえ、適切に pH を管理する必要がある。

＜参考Ⅱ－4－2＞

凝集剤（硫酸アルミニウム）を使用する際の注意点

ろ過によるプール水の浄化を目的に、凝集剤として硫酸アルミニウム（硫酸バンド）を使用する場合、使用量もかなり多いため、pH が酸性に傾く。硫酸アルミニウム（硫酸バンド）は、pH 7.5 付近で使用しないと効果が得られないことから、同時に炭酸ナトリウム（ソーダ灰）を投入して pH 調整を行う必要がある。

⑶　大腸菌

A　検査項目及び基準値の設定根拠等の解説

検査項目	基　準
⑶　大腸菌	検出されないこと。

大腸菌は、検出されないこととしている。

大腸菌が検出された場合は、プール内の遊離残留塩素濃度の基準が、常に保たれていなかったと考えられる。

B　検査方法等の解説

検査項目	方　法
(3)　大腸菌	特定酵素基質培地法

上表の左欄に掲げる検査項目について、右欄に掲げる方法又はこれと同等以上の方法により、使用日の積算が 30 日以内ごとに 1 回定期に検査を行うものとする。

検査方法は平成 30 年 3 月時点の情報に基づいているため、最新の情報を確認すること。

①　検査回数

使用日の積算が 30 日以内ごとに 1 回行う。

②　検体の採水場所

検体の採水場所は、プール全体の水質が把握できる場所とし、長方形のプールではプール内の対角線上におけるほぼ等間隔の位置 3 か所以上の水面下 20 cm を原則とする。

その他の形状のプールでは、これに準じ、プールの形状に応じた適切な地点及び深さで採水を行う。

③　検査方法

水質基準に関する省令の規定に基づき厚生労働大臣が定める方法により測定する。

検体は、あらかじめチオ硫酸ナトリウム（検体 100 mL につき 0.02 ～ 0.05 g）を入れて滅菌した採水瓶（容量 120 mL 以上）に採取し、速やかに試験する。速やかに試験できない場合は、冷暗所に保存し、12 時間以内に試験する。

特定酵素基質培地法として、MMO（Minimum Medium ONPG）-MUG 培地、IPTG 添加 ONPG-MUG 培地、XGal-MUG 培地又はピルビン酸添加 XGal-MUG 培地を用いて測定する。

＜参考Ⅱ－4－3＞

特定酵素基質培地法について

特定酵素基質培地法では、培地に大腸菌群を検出するための基質（ONPG 又は XGal）と大腸菌を検出するための基質（MUG）を含むため、大腸菌群と大腸菌を同時に測定できる。

ONPG（*o*-ニトロフェノール-β-D-ガラクトピラノシド）及び XGal（5-ブロモ-4-クロロ-3-インドリル-β-D-ガラクトピラノシド）は、大腸菌群が産生するβ-ガラクトシダーゼにより分解され、それぞれ *o*-ニトロフェノール（黄色）及びインジゴ（青色）を生成するため、発色により間接的に大腸菌群の有無を判別することができる。

MUG（4-メチルウンベリフェリル-β-D-グルクロニド）は、大腸菌に特異的に存在する酵素（β-グルクロニダーゼ）により加水分解され、4-メチルウンベリフェロンが生成する。

4-メチルウンベリフェロンは、紫外線ランプ（波長 366 nm）を照射すると青白色の蛍光を発するため、大腸菌の有無を判別することができる。蛍光の有無及びその強度を観察し、その蛍光強度が蛍光確認液より弱い場合は陰性である。

C　事後措置

- ➢ 大腸菌が検出された場合は、プールの使用を中止し、塩素消毒を強化すること。なお、塩素消毒の強化は、遊離残留塩素の濃度を2～3 mg/L程度に上げて循環ろ過装置を運転しながら行う。その後、0.4 mg/L以上1.0 mg/L以下の遊離残留塩素が確認できてから大腸菌の再検査を行うこと。大腸菌が検出されないことを確認できた場合にプールの再開を認める。
- ➢ 再検査で大腸菌が検出された場合は、汚水の流入・消毒設備の不良などが考えられるため、足洗い場・シャワー等の洗浄設備やプール周囲のオーバーフローの部分の管理、塩素消毒の管理等プールの衛生管理全体の再検討を行い、適切な措置をとること。

(4)　一般細菌

A　検査項目及び基準値の設定根拠等の解説

検査項目	基　準
(4)　一般細菌	1 mL中200コロニー以下であること。

一般細菌は、感染症のリスクとなる細菌を直接検出する指標ではないが、水の生物学的な汚染の指標として有効な検査項目である。

一般細菌には塩素に抵抗力のある細菌もあるが、循環ろ過と塩素消毒が適切に行われていれば、基準値以下に抑えることができる。

B　検査方法等の解説

検査項目	基　準
(4)　一般細菌	標準寒天培地法

上表の左欄に掲げる検査項目について、右欄に掲げる方法又はこれと同等以上の方法により、使用日の積算が30日以内ごとに1回定期に検査を行うものとする。

検査方法は平成30年3月時点の情報に基づいているため、最新の情報を確認すること。

①　検査回数

使用日の積算が30日以内ごとに1回行う。

②　検体の採水場所

検体の採水場所は、プール全体の水質が把握できる場所とし、長方形のプールではプール内の対角線上におけるほぼ等間隔の位置3か所以上の水面下20 cmを原則とする。

その他の形状のプールでは、これに準じ、プールの形状に応じた適切な地点及び深さで採水を行う。

③　検査方法

水質基準に関する省令の規定に基づき厚生労働大臣が定める方法により測定する。

検体は、あらかじめチオ硫酸ナトリウム（検体 100 mL につき 0.02 ～ 0.05 g）を入れて滅菌した採水瓶（容量 120 mL 以上）に採取し、速やかに試験する。速やかに試験できない場合は、冷暗所に保存し、12 時間以内に試験する。

一般細菌の検査は、標準寒天培地を恒温器内（35 ～ 37℃）で 22 ～ 26 時間培養する。培養後、各ペトリ皿の集落数（コロニー）を数え、その値を平均して菌数とする。

C　事後措置

➢　一般細菌が検出された場合は、塩素消毒を強化すること。

⑸　有機物等（過マンガン酸カリウム消費量）

A　検査項目及び基準値の設定根拠等の解説

検査項目	基　準
⑸　有機物等（過マンガン酸カリウム消費量）	12 mg/L 以下であること。

有機物等（過マンガン酸カリウム消費量）は、身体の汚れ、主に、垢等の有機物による汚染の指標として用いられている。

循環ろ過装置は、有機物の除去に有効であるが、水に溶存している有機物は原理的には除去できない。利用者が多く、新しい補給水が少ない場合には、過マンガン酸カリウム消費量が高くなることがある。

平成 15 年の改正前の水質基準に関する省令においては、飲料水等の有機物等の基準は過マンガン酸カリウム消費量として 10 mg/L 以下とされていたが、プール水は飲用するものではなく、また、人が入泳することによる有機物等の混入されることを踏まえ、12 mg/L であるとされている。

なお、トリハロメタンの生成もこの基準が達成できていれば、低く抑えることができる。

B　検査方法等の解説

検査項目	方　法
(5) 有機物等（過マンガン酸カリウム消費量）	過マンガン酸カリウム消費量として、滴定法による。

上表の左欄に掲げる検査項目について、欄に掲げる方法又はこれと同等以上の方法により、使用日の積算が 30 日以内ごとに 1 回定期に検査を行うものとする。

①　検査回数

使用日の積算が30日以内ごとに1回行う。

②　検体の採水場所

検体の採水場所は、プール全体の水質が把握できる場所とし、長方形のプールではプール内の対角線上におけるほぼ等間隔の位置3か所以上の水面下 20 cm を原則とする。

その他の形状のプールでは、これに準じ、プールの形状に応じた適切な地点及び深さで採水を行う。

③　検査方法

検体は、精製水で洗浄したガラス瓶又はポリエチレン瓶に採取し、速やかに試験する。速やかに試験できない場合は、冷暗所に保存し、24 時間以内に試験する。

過マンガン酸カリウム消費量として、滴定法で行う。

C　事後措置

➢ 有機物等（過マンガン酸カリウム消費量）が基準値を超えた場合、入替え式のプールではプール水の一部または全換水すること。循環ろ過装置を使用しているプールでは、循環ろ過装置の使用時間を長くし、過マンガン酸カリウム消費量が減らなければ補給水を増やすこと。

➢ 屋外プールでは、周辺樹木から飛来した落葉・土砂や落下微生物によって引き起こされる藻類の増殖などにより汚染され、残留塩素を消費する原因となることから、休日や祝日等で長時間使用しない場合には、その前日の最後に塩素濃度を上げ、水質の維持に努めること。また、雨天等で使用できない日が続く場合も塩素濃度を上げておくことが望ましい。

(6)　濁度

A　検査項目及び基準値の設定根拠等の解説

検査項目	基　準
(6)　濁度	2度以下であること。

濁度は、水中でプール壁面から3m離れた位置から壁面が明確に見える程度が濁度2に相当するが、水質を正確に把握するために濁度計を用いて測定する。

B　検査方法等の解説

検査項目	方　法
(6)　濁度	比濁法、透過光測定法、連続自動測定機器による透過光測定法、積分球式光電光度法、連続自動測定機器による積分球式光電光度法、連続自動測定機器による散乱光測定法又は連続自動測定機器による透過散乱法

上表の左欄に掲げる検査項目について、欄に掲げる方法又はこれと同等以上の方法により、使用日の積算が30日以内ごとに1回定期に検査を行うものとする。

検査方法は平成30年3月時点の情報に基づいているため、最新の情報を確認すること。

①　検査回数

使用日の積算が30日以内ごとに1回行う。

②　検体の採水場所

検体の採水場所は、プール全体の水質が把握できる場所とし、長方形のプールではプール内の対角線上のほぼ等間隔の位置で、水面下約20cm付近の3か所以上を原則とする。

その他の形状のプールでは、これに準じ、プールの形状に応じた適切な地点で採水を行う。

③　検査方法

水質基準に関する省令の規定に基づき厚生労働大臣が定める方法により測定する。

検体は、精製水で洗浄したガラス瓶又はポリエチレン瓶に採取し、速やかに試験する。速やかに試験できない場合は、冷暗所に保存し、12時間以内に試験する。

C　事後措置

- 濁度が基準値を超えていた場合は、循環ろ過装置の使用時間を長くするなどして、濁度が回復するまで浄化すること。
- 回復しない場合は、循環ろ過装置が正常に作動しているか保守点検を行うこと。

⑺　総トリハロメタン

A　検査項目及び基準値の設定根拠等の解説

検査項目	基　準
⑺　総トリハロメタン	0.2 mg/L 以下であることが望ましい。

水道法による水質基準において、トリハロメタンについては、クロロホルム、ブロモジクロロメタン、ジブロモクロロメタン、ブロモホルム及びそれぞれの濃度の総和である総トリハロメタンの5項目が設定されている。

毎日、2 L を一生飲用することを前提とした水道水質基準とは異なり、飲用を目的としないプール水では、総トリハロメタンのみに着目し、飲料水等の水質基準 0.1 mg/L 以下であることを参考に、0.2 mg/L 以下が望ましいとされている。

＜参考Ⅱ－4－4＞
トリハロメタンについて

トリハロメタンは、し尿、下水処理場排水等に含まれる有機物や、自然界に存在するフミン質と呼ばれる有機物を含む水を塩素処理することにより、その副生成物として生成する。

プールにおいては、入泳者の持ち込む汚れや毛髪などの有機物と日常の水質管理で使用する塩素剤が反応し、トリハロメタンが生成する。トリハロメタンの生成量は、消毒副生成物である全有機塩素化合物の生成量と比例関係にあることが報告されており、これらの消毒副生成物を抑制するための総括的指標として水道水質基準が設定されている。

総トリハロメタンとは、クロロホルム、ブロモジクロロメタン、ジブロモクロロメタン及びブロモホルムの4種の化合物の総称である。1992 年（平成 4 年）の水質基準に関する省令の改正に伴い、4 種の化合物の濃度の総和に対して基準値が設定された。

B　検査方法等の解説

検査項目	方　法
⑺　総トリハロメタン	パージ・トラップ-ガスクロマトグラフ-質量分析計による一斉分析法又はヘッドスペース-ガスクロマトグラフ-質量分析計による一斉分析法
備考 プール水を 1 週間に 1 回以上全換水する場合は、検査を省略することができる。	

上表の左欄に掲げる検査項目ごとに、同表の右欄に掲げる方法又はこれと同等以上の方法により、使用期間中の適切な時期に 1 回以上定期に検査を行うものとする。

検査方法は平成 30 年 3 月時点の情報に基づいているため、最新の情報を確認すること。

①　検査回数

使用期間中の適切な時期に1回以上行う。

循環ろ過式のプールの場合、その使用を始めて2～3週間経過した後に測定することが望ましい。

なお、プール水の浄化方法が水の入替えのみである場合など、汚染を防止するために1週間に1回以上全換水する場合は、総トリハロメタンの検査を省略することができる。

②　検体の採水場所

検体の採水場所は、水面下約20 cm付近の1か所以上を原則とする。

③　検査方法

水質基準に関する省令の規定に基づき厚生労働大臣が定める方法により測定する。

検体は、精製水で洗浄したねじ口瓶に泡立てないように採取し、pH値が約2となるように塩酸（塩酸1に対し精製水10の割合で希釈したもの）を試料10 mLにつき1滴程度加え、満水にして直ちに密栓し、速やかに試験をする。速やかに試験できない場合は、冷暗所に保存し、24時間以内に試験する。

この際、空気が入っていると水中のトリハロメタンがこの空気中にガス体として抜け出るため、空気がないことを確認する。なお、プール水には残留塩素が含まれているため、アスコルビン酸ナトリウム0.01～0.02 gを加える。

C　事後措置

➢　総トリハロメタンが基準値を超えていた場合は、一部または全換水すること。

(8)　循環ろ過装置の処理水

A　検査項目及び基準値の設定根拠等の解説

検査項目	基　準
(8)　循環ろ過装置の処理水	循環ろ過装置の出口における濁度は、0.5度以下であること。また、0.1度以下であることが望ましい。

循環浄化式の場合には、ろ材の種類、ろ過装置の容量及びその運転時間が、プール容積及び利用者数に比して十分であり、その管理が常時確実に行われている必要がある。

循環ろ過装置の処理水は、その出口における濁度は0.1度以下であることが望ましく、少なくとも0.5度以下であることとされている。このため、循環ろ過装置の出口に検査のための採水栓等を設ける必要がある。

B　検査方法等の解説

検査項目	方　法
(8)　循環ろ過装置の処理水	比濁法、透過光測定法、連続自動測定機器による透過光測定法、積分球式光電光度法、連続自動測定機器による積分球式光電光度法、連続自動測定機器による散乱光測定法又は連続自動測定機器による透過散乱法

上表の左欄に掲げる検査項目について、右欄に掲げる方法又はこれと同等以上の方法により、毎学年１回定期に検査を行うものとする。

検査方法は平成30年３月時点の情報に基づいているため、最新の情報を確認すること。

①　検査回数

毎学年１回、定期に行う。

②　検体の採水場所

採水栓から初流に沈殿物や浮遊物が出てくることがあるので、５分程度放水を行った後に採水する。

③　検査方法

水質基準に関する省令の規定に基づき厚生労働大臣が定める方法により測定する。

検体は、精製水で洗浄したガラス瓶又はポリエチレン瓶に採取し、速やかに試験する。速やかに試験できない場合は、冷暗所に保存し、12時間以内に試験する。

プール水の濁度は、比濁法、透過光測定法、連続自動測定機器による透過光測定法、積分球式光電光度法、連続自動測定機器による積分球式光電光度法、連続自動測定機器による散乱光測定法又は連続自動測定機器による透過散乱法により測定することとされているが、循環ろ過装置の処理水については、0.1度単位での測定が必要となるため、主に積分球式光電光度法又は連続自動測定機器による積分球式光電光度法が用いられる。

C　事後措置

➢　循環ろ過装置の処理水の濁度が高い場合、ろ材に沈殿物等が付着している場合が考えられるため、定期的に洗浄すること。なお、洗浄の方法は、循環ろ過装置の種類（砂ろ過装置、珪藻土ろ過装置、カートリッジろ過装置）により異なるため、ろ過装置の種類を確認したうえで、適切に行うこと。

2　施設・設備の衛生状態

(9)　プール本体の衛生状況等

A　検査項目及び基準値の設定根拠等の解説

検査項目	基　準
(9)　プール本体の衛生状況等	(ア)　プール水は、定期的に全換水するとともに、清掃が行われていること。 (イ)　水位調整槽又は還水槽を設ける場合は、点検及び清掃を定期的に行うこと。
備考 検査項目(9)については、浄化設備がない場合には、汚染を防止するため、1週間に1回以上換水し、換水時に清掃が行われていること。この場合、腰洗い槽を設置することが望ましい。 また、プール水等を排水する際には、事前に残留塩素を低濃度にし、その確認を行う等、適切な処理が行われていること。	

プール本体は、定期的に清掃が行われ、常に清潔に保たれている必要がある。特に、浄化設備がない場合は、汚染を防止するために1週間に1回以上全換水し、換水時にプールを十分清掃することとされている。浄化設備がない場合、腰洗い槽を設置することが望ましい。

プールの水位や水温を一定に保つために、水位調整槽（バランシングタンク）や還水槽を設けた場合、槽内にヌメリ（有機物の膜）が生じることがある。このヌメリの中はアメーバが生息しやすい環境にあり、レジオネラ属菌繁殖の温床となることが考えられるため、ヌメリを清掃により除去する必要がある。

B　検査方法等の解説

検査項目	方　法
(9)　プール本体の衛生状況等	プール本体の構造を点検するほか、水位調整槽又は還水槽の管理状況を調べる。

上表の左欄に掲げる検査項目について、右欄に掲げる方法又はこれと同等以上の方法により、毎学年1回定期に検査を行うものとする。

①　検査回数

毎学年1回定期に行う。

②　検査方法

プール、プールサイド、足洗い場、シャワー、腰洗い槽、洗眼・洗面設備、排水溝、更衣室、便所、管理室、薬品保管庫、機械室、通路等の清潔状況について調べる。

水位調節槽や還水槽は、新鮮水が補給されて水位が調節できているか、底部に沈殿物がないか等を確認する。

C　事後措置

➢ 構造、附属施設・設備及びその管理状況が不備なときは、速やかに改善又は改修する等の措置を講ずること。

⑽　浄化設備及びその管理状況

A　検査項目及び基準値の設定根拠等の解説

検査項目	基　準
⑽　浄化設備及びその管理状況	㋐　循環浄化式の場合は、ろ材の種類、ろ過装置の容量及びその運転時間が、プール容積及び利用者数に比して十分であり、その管理が確実に行われていること。 ㋑　オゾン処理設備又は紫外線処理設備を設ける場合は、その管理が確実に行われていること。

浄化設備は、プール水の衛生状態を良好に維持するため、適宜運転し、ろ材の洗浄、交換を随時行う。

オゾン処理設備は、プール水中の有機物等様々な汚染物質をオゾンにより酸化分解し、水質浄化を図るものである。紫外線処理装置は、プール水中の微量有機物、特に結合残留塩素（クロラミン）の分解を目的とした水質浄化のための設備である。オゾン及び紫外線処理は消毒効果があるが、その持続性がないことから、プールでは浄化装置として用いられる。

オゾンガス及び紫外線は、有害であることから、これらの設備を設ける場合には、児童生徒等がこれらに暴露されることのないよう、安全面にも十分配慮した構造でなければならない。

プール水の循環設備におけるオゾン発生装置については、オゾン注入点がろ過器又は活性炭吸着装置の前にある方式のものを使用しなければならない。これは、オゾンと有機物の反応により発生する有害なアルデヒド類等を活性炭で除去するためである。

B　検査方法等の解説

検査項目	方　法
⑽　浄化設備及びその管理状況	プールの循環ろ過器等の浄化設備及びその管理状況を調べる。

上表の左欄に掲げる検査項目について、右欄に掲げる方法又はこれと同等以上の方法により、毎学年１回定期に検査を行うものとする。

①　検査回数

毎学年１回定期に行う。

②　検査方法

浄化設備の機能が適切に稼働しているか、その運転時間、洗浄方法等管理状況は適切であるかを調べる。循環ろ過装置の機能が維持されているかどうかを確認するには、その処理水の濁度の検査結果を参考にする。

浄化設備としてオゾン処理設備又は紫外線処理設備を設ける場合は、それらの機器が正常に稼動しているか調べる。オゾン処理設備の場合はオゾンガスの漏出や、それに伴う周辺機器の腐食等がないか調べるとともにオゾンが検出されないことを確認する。

C　事後措置

➢　浄化設備又はその管理状況に欠陥があるときは、直ちに改善する等の適切な措置を講ずること。

＜参考Ⅱ－4－5＞

循環ろ過装置の種類と注意点

循環ろ過装置には、砂ろ過、珪藻土ろ過及びカートリッジろ過などがあり、ろ過装置の種類により注意すべき点が異なる。

・砂ろ過装置：

定期的に洗浄操作を実施する。洗浄の頻度はプールの使用頻度により異なるので、ろ過装置のメーカーとよく相談し、逆洗頻度と逆洗時間を守ること。逆洗を中途半端にするとプールの汚れが取れにくくなる。

・珪藻土ろ過装置：

珪藻土の袋から溶解槽に投入する際、柄杓などを用いて適正量を投入する。また、各工程切換えのバルブ操作の際には、操作ミスがないように十分に注意する。珪藻土の残渣によってプールが白濁することがある。なお、珪藻土は保管時に水に濡らさないようにする。

・カートリッジろ過装置：

ろ過装置の圧力を確認し、カートリッジの目詰まりの状況に注意する。目詰まりが激しいまま運転を続けると、ろ過ポンプに過度の負荷がかかり故障の原因となる。また、目詰まりをした場合は新品のカートリッジエレメントに交換する。洗って再利用することのないように注意する。

⑾ 消毒設備及びその管理状況

A 検査項目及び基準値の設定根拠等の解説

検査項目	基　準
⑾ 消毒設備及びその管理状況	㋐ 塩素剤の種類は、次亜塩素酸ナトリウム液、次亜塩素酸カルシウム又は塩素化イソシアヌル酸のいずれかであること。 ㋑ 塩素剤の注入が連続注入式である場合は、その管理が確実に行われていること。

塩素剤は、次亜塩素酸ナトリウム液、次亜塩素酸カルシウム、塩素化イソシアヌル酸のいずれかを使用する。

塩素剤の注入は、連続注入式であることが望ましい。この場合、塩素濃度の分布が均一になるように注入配管を配置し、安全かつ適切な方法で行う。また、連続注入式でない場合であっても、遊離残留塩素濃度を均一に維持する必要がある。

塩素剤は、異なる種類を混ぜると急激な反応を引き起こして爆発することもあるので、取扱いに注意しなければならない。

B 検査方法等の解説

検査項目	方　法
⑾ 消毒設備及びその管理状況	消毒設備及びその管理状況について調べる。

上表の左欄に掲げる検査項目について、右欄に掲げる方法又はこれと同等以上の方法により、毎学年１回定期に検査を行うものとする。

① 検査回数

毎学年１回定期に行う。

② 検査方法

プール水の塩素消毒の方法、設備及びその管理状況を調べる。塩素剤の使用方法は安全かつ適切であるか、プール水の残留塩素濃度は均一に維持されているかを調べる。

C　事後措置

➢　消毒設備又はその管理状況に欠陥があるときは、直ちに改善する等の適切な措置を講ずること。

なお、塩素剤の取扱い及び保管については、以下の点に注意する。

＜取扱い＞

・塩素剤が目、鼻、口などに入らないように注意し、また、高濃度の塩素剤溶液を取り扱う場合には、ゴーグルやゴム手袋等を使用する。

・衣類などに付着した場合は、速やかに多量の水で洗い流す。

＜保管＞

・湿度の低い場所に保管する。

・高温や直射日光の当たる場所を避ける。

・酸や油脂類、布類等の可燃物と接触させないように保管する。

・塩素剤が有効期限内であれば適切に保管し、翌シーズンの最初に使うようにする。

・換気の良い場所に保管する。

・種類の異なる塩素剤を保管する場合は、ラベルを使用する等区別がつくようにし、十分に離して保管する。

⑿　屋内プール

A　検査項目及び基準値の設定根拠等の解説

検査項目	基　準
⑿　屋内プール	
ア．空気中の二酸化炭素	1500 ppm 以下が望ましい。
イ．空気中の塩素ガス	0.5 ppm 以下が望ましい。
ウ．水平面照度	200 lx 以上が望ましい。

ア．空気中の二酸化炭素

屋内プールにおいて適切に換気が行われているかを確認するための基準として、空気中の二酸化炭素濃度 1,500 ppm 以下が望ましいとしている。

この基準は、換気能力・状態の確認に用いるもので、二酸化炭素による健康への影響を意味するものではない。

イ．空気中の塩素ガス

塩素ガスはその濃度によって不快感や有害性を示すことから、定期検査の対象としている。基準値については、日本産業衛生学会が平成 14 年に勧告した化学物質許容濃度において、塩素の最大許容濃度は 0.5 ppm とされおり、これは、成人労働者が 1 日 8 時間、週間 40 時間程度、肉体的に激しくない労働強度で有害物質に暴露される場合に、当該有害物質の平均暴露濃度がこの数値以下であれば、ほとんどすべての労働者に健康上の悪い影響が見られないと判断される濃度とされている。このため、学校の屋内プールにおいても、このことを踏まえ、空気中の塩素ガス濃度は 0.5 ppm 以下が望ましいとしている。

ウ．水平面照度

安全性を考慮して屋内プール水平面照度は、200 ルクス以上が望ましいとされている（参考Ⅱ－1－11）。

B　検査方法等の解説

検査項目	基　準
⑿　屋内プール	
ア．空気中の二酸化炭素	検知管法により測定する。
イ．空気中の塩素ガス	検知管法により測定する。
ウ．水平面照度	日本工業規格 C 1609 に規定する照度計の規格に適合する照度計を用いて測定する。

上表の左欄に掲げる検査項目について、右欄に掲げる方法又はこれと同等以上の方法により、毎学年１回定期に検査を行うものとする。

ア．空気中の二酸化炭素

①　検査回数

毎学年１回定期に行う。

②　検査方法

屋内プールの場合、換気設備の管理状況を調べるために、空気中の二酸化炭素濃度を検知管で測定する。

なお、検知管は測定濃度範囲によって種類が異なっており、二酸化炭素は 1,500 ppm の基準値を含む範囲が測定できるものを使用する。

イ．空気中の塩素ガス

①　検査回数

毎学年１回定期に行う。

②　検査方法

検知管を用いて濃度測定を行う。

なお、検知管は測定濃度範囲によって種類が異なっており、塩素ガスは 0.5 ppm の基準値を含む範囲が測定できるものを使用する。

ウ．水平面照度

①　検査回数

毎学年１回定期に行う。

②　検査方法

照度は照度計を用い、照明領域内の代表的な数か所を選定して測定する。

C　事後措置

ア．空気中の二酸化炭素

➢　二酸化炭素が 1,500 ppm を超えた場合は、換気の強化を行うようにすること。

イ．空気中の塩素ガス

➢　塩素ガスが 0.5 ppm を超えた場合は、換気を十分行うとともに、塩素剤と他の薬品との接触がないか等、塩素剤の使用及び管理方法を点検すること。

ウ．水平面照度

➢　暗くなった光源や消えた光源は、直ちに取り替えること。また、光源を取り替えても照度が不足する場合は増灯すること。

第５　日常における環境衛生に係る学校環境衛生基準

1　学校環境衛生の維持を図るため、第１から第４に掲げる検査項目の定期的な環境衛生検査等のほか、次表の左欄に掲げる検査項目について、同表の右欄の基準のとおり、毎授業日に点検を行うものとする。

	検査項目	基　準
教室等の環境	(1)　換気	(ア)　外部から教室に入ったとき、不快な刺激や臭気がないこと。 (イ)　換気が適切に行われていること。
	(2)　温度	17℃以上、28℃以下であることが望ましい。
	(3)　明るさとまぶしさ	(ア)　黒板面や机上等の文字、図形等がよく見える明るさがあること。 (イ)　黒板面、机上面及びその周辺に見え方を邪魔するまぶしさがないこと。 (ウ)　黒板面に光るような箇所がないこと。
	(4)　騒音	学習指導のための教師の声等が聞き取りにくいことがないこと。
飲料水等の水質及び施設・設備	(5)　飲料水の水質	(ア)　給水栓水については、遊離残留塩素が 0.1 mg/L 以上保持されていること。ただし、水源が病原生物によって著しく汚染されるおそれのある場合には、遊離残留塩素が 0.2 mg/L 以上保持されていること。 (イ)　給水栓水については、外観、臭気、味等に異常がないこと。 (ウ)　冷水器等飲料水を貯留する給水器具から供給されている水についても、給水栓水と同様に管理されていること。
	(6)　雑用水の水質	(ア)　給水栓水については、遊離残留塩素が 0.1 mg/L 以上保持されていること。ただし、水源が病原生物によって著しく汚染されるおそれのある場合には、遊離残留塩素が 0.2 mg/L 以上保持されていること。 (イ)　給水栓水については、外観、臭気に異常がないこと。
	(7)　飲料水等の施設・設備	(ア)　水飲み、洗口、手洗い場及び足洗い場並びにその周辺は、排水の状況がよく、清潔であり、その設備は破損や故障がないこと。 (イ)　配管、給水栓、給水ポンプ、貯水槽及び浄化設備等の給水施設・設備並びにその周辺は、清潔であること。
学校清潔及びネズミ、衛生害虫等	(8)　学校の清潔	(ア)　教室、廊下等の施設及び机、いす、黒板等教室の備品等は、清潔であり、破損がないこと。 (イ)　運動場、砂場等は、清潔であり、ごみや動物の排泄物等がないこと。 (ウ)　便所の施設・設備は、清潔であり、破損や故障がないこと。 (エ)　排水溝及びその周辺は、泥や砂が堆積しておらず、悪臭がないこと。 (オ)　飼育動物の施設・設備は、清潔であり、破損がないこと。 (カ)　ごみ集積場及びごみ容器等並びにその周辺は、清潔であること。
	(9)　ネズミ、衛生害虫等	校舎、校地内にネズミ、衛生害虫等の生息が見られないこと。

水泳プールの管理	⑽　プール水等	㋐　水中に危険物や異常なものがないこと。 ㋑　遊離残留塩素は、プールの使用前及び使用中1時間ごとに1回以上測定し、その濃度は、どの部分でも0.4 mg/L 以上保持されていること。また、遊離残留塩素は1.0 mg/L 以下が望ましい。 ㋒　pH 値は、プールの使用前に1回測定し、pH 値が基準値程度に保たれていることを確認すること。 ㋓　透明度に常に留意し、プール水は、水中で3m 離れた位置からプールの壁面が明確に見える程度に保たれていること。
	⑾　附属施設・設備等	プールの附属施設・設備、浄化設備及び消毒設備等は、清潔であり、破損や故障がないこと。

2　点検は、官能法によるもののほか、第1から第4に掲げる検査方法に準じた方法で行うものとする。

1　教室等の環境

日常点検のポイント

教　室

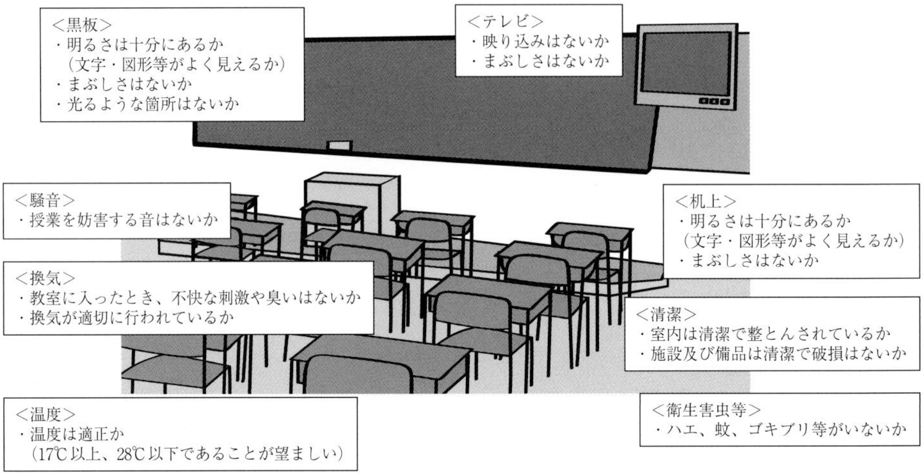

⑴　換気

A　検査項目及び基準値の設定根拠等の解説

検査項目	基　準
⑴　換気	㋐　外部から教室に入ったとき、不快な刺激や臭気がないこと。 ㋑　換気が適切に行われていること。

定期的な窓開け換気や換気装置の運転を心がけることが重要である。

教室内の二酸化炭素濃度は、主として在室者の呼気や燃焼式暖房器具の使用によって増加する。したがって、教室内の二酸化炭素濃度は、換気の良否等に深い関係があり、二酸化炭素濃度が1,500 ppm以上になれば換気は不良と考えられている。教室の換気の良否については、不快な刺激や臭気によっても判断できる。

石油等を利用する暖房器具の場合には、窒素酸化物（一酸化窒素、二酸化窒素等）や一酸化炭素の発生が問題となるので換気に注意する。

B　検査方法等の解説

> **点検は、官能法によるもののほか、「第１　教室等の環境に係る学校環境衛生基準」に掲げる検査方法に準じた方法で行うものとする。**

○　教職員は、授業の始めはもちろん授業の途中にも、換気が適切に行われているかどうかを点検する。

○　休み時間のみならず授業中にも、窓の開放や換気扇等により換気を行い、同時に廊下側の上部の窓（欄間）は開けるようにすること。廊下側の窓が掲示物でふさがれていないか等についても点検する。

○　冷暖房設備を使用する場合は、十分な換気が重要であるため、換気扇等の換気装置を運転する。換気装置がない場合は、定期的に窓を開けるなど換気を行う。

○　カーテンを閉めている場合には、換気を忘れがちになり、また、窓が開いていてもカーテンによって換気が十分に行われない場合があることに留意する。

○　図画工作（美術）や理科等の授業で、刺激臭のあるもの、接着剤やシンナー等の揮発性の有機溶剤等を使用する場合は、換気を十分に行うように留意する。

C　事後措置

➢　外部から教室に入った場合に、不快な刺激や臭気等を感じたら、直ちに窓を開けて十分に換気をする。このとき、対角線上にある窓も開け（図Ⅱ－５－1）、換気がスムーズに行われるようにすること。

➢　コンピュータ教室等の常時使用しない教室では、特に換気を十分行うこと。

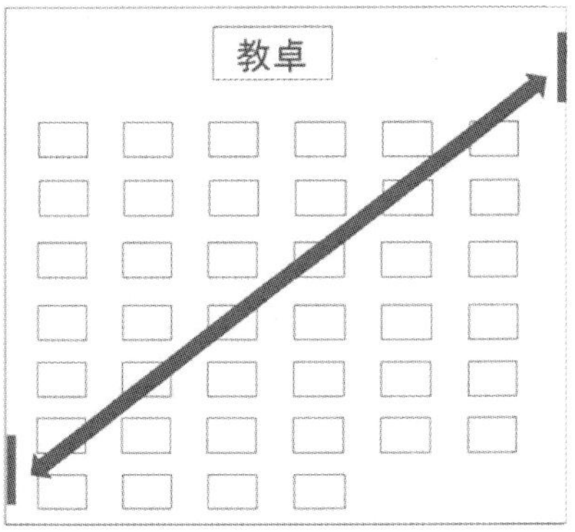

図Ⅱ－５－１　教室における換気（対角線上の窓開けの例）

(2) 温度

A 検査項目及び基準値の設定根拠等の解説

検査項目	基　準
(2) 温度	17℃以上、28℃以下であることが望ましい。

「第１　教室等の環境に係る学校環境衛生基準」の「温度」の項でも述べたように、健康を保護する上で維持されることが望ましい温度の基準として、17℃以上、28℃以下であることが望ましいとしている。

なお、児童生徒の健康や学習環境の確保の観点から、温度の適切な管理に努めることが大切であるが、温熱環境の快適性は、温度、湿度、気流等によって影響を受けるため、温度のみでなく、湿度、気流等も考慮した総合的な対応が求められる。

室内温度と外気温度の差を無視した過度の冷房は体調を崩す要因となることから、室内温度と外気温度の差は著しくしないこと。

B 検査方法等の解説

点検は、官能法によるもののほか、「第１　教室等の環境に係る学校環境衛生基準」に掲げる検査方法に準じた方法で行うものとする。

○　日常点検で用いる温度計は、定期検査で用いる温度計と同様の精度を求めるものではないが、定期検査等を活用して、温度計が適切な指示値であるか確認すること。

＜参考Ⅱ－5－1＞

水銀使用製品（水銀温度計、体温計等）の取扱いについて

水銀に関する水俣条約の的確かつ円滑な実施を確保し、水銀等（水銀及びその化合物）による環境の汚染を防止するため、「水銀による環境の汚染の防止に関する法律」（水銀汚染防止法、平成27年法律第42号）が平成27年6月に公布された。加えて、水銀等及び特定の水銀使用製品の輸出入については「外国為替及び外国貿易法」（外為法）、水銀等の大気への排出については「大気汚染防止法」、水銀廃棄物の処理については「廃棄物の処理及び清掃に関する法律施行令」（廃棄物処理法施行令）が改正され、新たな規制措置が実施されている。

水銀汚染防止法及び外為法によって、特定水銀使用製品*に該当するものについては、製品ごとに規制開始日（平成30年1月1日又は平成32年12月31日）以降、その製造・輸出入が原則として禁止される。しかし、規制開始日以降でも、既に使用している規制対象製品を継続使用すること、規制開始前日前に製造・輸入されたものを販売すること、修理・交換のために使用することを禁止するものでない。なお、水銀使用製品の廃棄については、自らの責任において、廃棄物処理法に基づき、適正に処理すること。

「水銀による環境の汚染の防止に関する法律について」（環境省）
http://www.env.go.jp/chemi/tmms/law.html

環境省、水銀、汚染、法律　検索

「水銀廃棄物ガイドライン」（環境省）
http://www.env.go.jp/recycle/waste/mercury-disposal/h2906_guide1.pdf

環境省、水銀廃棄物ガイドライン　検索

*特定水銀使用製品：水銀使用製品のうち、その製造に係る規制を行うことが特に必要なもの

C　事後措置

➢ 教室等において、冷房及び暖房設備を使用する場合は、温度のみで判断せず、その他の環境条件及び児童生徒等の健康状態を観察した上で判断し、衣服による温度調節を含め、適切な対策をとること。

⑶　明るさとまぶしさ

A　検査項目及び基準値の設定根拠等の解説

検査項目	基　準
⑶　明るさとまぶしさ	㋐　黒板面や机上等の文字、図形等がよく見える明るさがあること。 ㋑　黒板面、机上面及びその周辺に見え方を邪魔するまぶしさがないこと。 ㋒　黒板面に光るような箇所がないこと。

学級担任及び教科担任は、授業を受ける児童生徒等が、机上面が暗いと感じていないか、また、直射日光等によりまぶしいと感じていないかどうかを、授業の始めや授業中に点検する必要がある。

黒板については、黒板面の文字や図形等がよく見える程度に明るく保たれているか、また、直射日光等によりまぶしい箇所がないかどうかを点検する。

近年、電子黒板やタブレット端末が導入されているが、まぶしすぎや映り込み等見えにくい場合は適切に対応する必要がある。なお、電子黒板やタブレット端末等の画面の見えにくさの原因やその改善方策については、「児童生徒の健康に留意してICTを活用するためのガイドブック」（文部科学省）が参考となる。

「児童生徒の健康に留意してICTを活用するためのガイドブック」（文部科学省）
http://jouhouka.mext.go.jp/school/pdf/kenko_ict_guidebook.pdf

健康　ICT　ガイドブック　検索

B　検査方法等の解説

> **点検は、官能法によるもののほか、「第１　教室等の環境に係る学校環境衛生基準」に掲げる検査方法に準じた方法で行うものとする。**

○　教職員は、いつもより暗くはないか、他の教室に比べて暗くないかを点検する。
○　蛍光灯の両端が黒ずんでいないか点検する。
○　直射日光等の強い光源が影響していないか点検する。

C　事後措置

➢　天候等の影響によらず、教室がいつもより暗く感じる場合は、照明器具（蛍光灯等の光源及び反射板）の清掃を行うこと。暗くなった光源や消えた光源は、直ちに取り替えること。
➢　天井が汚れていたり、カーテンが日に焼けていたりしていると暗くなるので、適宜天井の塗り替えや清掃、カーテンの洗濯等を行うこと。なお、暗いと感じる場合は、定期・臨時検査を活用すること。
➢　邪魔な光源がある場合は、光源を遮断すること。例えば、直射日光であれば、カーテンを使用する。

⑷　騒音

A　検査項目及び基準値の設定根拠等の解説

検査項目	基　準
⑷　騒音	学習指導のための教師の声等が聞き取りにくいことがないこと。

教室において教師の声よりも大きな音があると、教師の声が聞こえにくかったり、聞こえなかったりする。「第１　教室等の環境に係る学校環境衛生基準」の「騒音レベル」の項でも述べたように、教師の声の大きさは人によって異なるが、平均的には65デシベル程度であり、WHOによればききとりやすくするためには周辺の騒音レベルとの差が15デシベルは必要であるとされている。

また、好ましくない音が外部から入ってくると、児童生徒等の注意力が散漫となり、学習能率の低下を来すことになる。

聴力障害がある児童生徒等が在籍する場合は、聴力障害の症状は様々であることから、特に配慮が必要である。例えば、補聴器を利用して教師の音を大きくしても、教師の声以外の音がそれ以上に増幅して聞こえてしまうことがあるので、日頃から注意深く観察する。

B　検査方法等の解説

点検は、官能法によるもののほか、「第１　教室等の環境に係る学校環境衛生基準」に掲げる検査方法に準じた方法で行うものとする。

○　教師は、教室内に騒音があるかどうかを点検する。

○　教室内に騒音がある場合には、どのような騒音が入ってくるのか、また、その頻度はどのくらいなのかを点検する。

C　事後措置

➢　騒音がある場合には、発生源を調べて窓を閉める等により、騒音の低減化の工夫をすること。教師の声が聞き取りにくい場合は、教師に申し出るよう、児童生徒等に指示をすること。

2　飲料水等の水質及び施設・設備

飲料水・排水

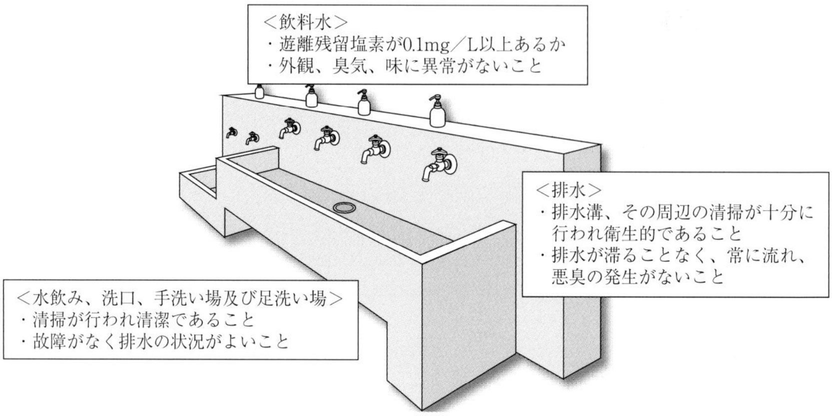

(5)　飲料水の水質

A　検査項目及び基準値の設定根拠等の解説

検査項目	基　準
(5)　飲料水の水質	(ア)　給水栓水については、遊離残留塩素が 0.1 mg/L 以上保持されていること。ただし、水源が病原生物によって著しく汚染されるおそれのある場合には、遊離残留塩素が 0.2 mg/L 以上保持されていること。 (イ)　給水栓水については、外観、臭気、味等に異常がないこと。 (ウ)　冷水器等飲料水を貯留する給水器具から供給されている水についても、給水栓水と同様に管理されていること。

受水槽と高置水槽を総称して貯水槽という。

貯水槽を通して給水している場合、貯水槽に流入する時点で遊離残留塩素濃度が確保されていても、貯水槽に貯留している間、遊離残留塩素は次第に減少する。貯水槽の容量が過大で滞留時間が長すぎる場合や、連休等で長時間使用されなかった場合には、遊離残留塩素の減少により、細菌の繁殖を抑制できなくなるおそれがある。

B　検査項目及び基準値の設定根拠等の解説

点検は、官能法によるもののほか、「第２　飲料水等の水質及び施設・設備に係る学校環境衛生基準」に掲げる検査方法に準じた方法で行うものとする。

○　検査は、給水系統の末端の給水栓で行い、複数の高置水槽がある場合は、その系統ごとに行う。なお、直結給水についても検査を行う。

○　給水栓で遊離残留塩素が検出されない場合は、5～10分間程度水を流して、給水管の中の溜まり水を捨ててから再び測定する。

○　夏期、冬期休業等で長期間使用しなかった場合には、特に多めに放水した後、遊離残留塩素の測定及び色、濁り、臭い、味を点検する。

○　冷水器等、飲料水を貯留する給水器具についても、その供給する水について、同様の点検を行う。

ア．遊離残留塩素

以下に日常点検で汎用されているジエチル-*p*-フェニレンジアミン法（DPD法）の手順を例示する。

(ア)　末端給水栓で２～３分間飲料水を流す。
(イ)　残留塩素測定器の試験管に試薬（DPD試薬）を入れる。
(ウ)　その残留塩素測定器の試験管に標線まで飲料水を入れて振る。
(エ)　直ちに飲料水の発色を比色板の標準色と比較する。
(オ)　最も近い標準色の数値を読み取る。

イ．外観（色と濁り）

以下に日常点検で汎用されている外観の点検方法の手順を例示する。

(ア)　飲料水を試験管に取る。
(イ)　試験管を白紙又は黒紙の上に置く。
(ウ)　上方や側方から透かして見て無色透明かどうか調べる。

ウ．臭気、味

以下に日常点検で汎用されている臭気、味の点検方法の手順を例示する。

(ア)　飲料水を試験管に取る。
(イ)　臭いは臭覚によって調べる。
(ウ)　味は舌で確かめる（必ず吐き出し、清浄な水で口をすすぐこと）。

C　事後措置

➢ 遊離残留塩素濃度が基準を満たさない場合は、高置水槽、受水槽から直接採水する等、給水経路をさかのぼって遊離残留塩素濃度を追跡し、何らかの汚染が生じていないか点検すること。

(6)　雑用水の水質

A　検査項目及び基準値の設定根拠等の解説

検査項目	基　準
(6)　雑用水の水質	(ア)　給水栓水については、遊離残留塩素が 0.1 mg/L 以上保持されていること。ただし、水源が病原生物によって著しく汚染されるおそれのある場合には、遊離残留塩素が 0.2 mg/L 以上保持されていること。 (イ)　給水栓水については、外観、臭気に異常がないこと。

雨水等の水質について環境衛生上の問題が生じないよう、遊離残留塩素、外観、臭気の検査を行う。

B　検査項目及び基準値の設定根拠等の解説

点検は、官能法によるもののほか、「第２　飲料水等の水質及び施設・設備に係る学校環境衛生基準」に掲げる検査方法に準じた方法で行うものとする。

○　遊離残留塩素は、飲料水の日常点検と同様に行う。

○　外観については、雑用水を給水栓からガラス容器に取り、目視により色、濁り、泡立ち等の程度を調べる。

○　臭気については、給水栓からガラス容器にとり、臭覚によって調べる。

C　事後措置

➢ 検査の結果、基準を満たさない場合は、塩素消毒装置や雨水の貯水槽等の設備の状況を点検すること。

(7)　飲料水等の施設・設備

A　検査項目及び基準値の設定根拠等の解説

検査項目	基　準
(7)　飲料水等の施設・設備	(ア)　水飲み、洗口、手洗い場及び足洗い場並びにその周辺は、排水の状況がよく、清潔であり、その設備は破損や故障がないこと。 (イ)　配管、給水栓、給水ポンプ、貯水槽及び浄化設備等の給水施設・設備並びにその周辺は、清潔であること。

水飲み、洗口、手洗い場及び足洗い場並びにその周辺の排水の状況が良好か、清掃がよく行われ清潔であるか、施設・設備に故障がないことを毎授業日に点検する必要がある。

B　検査項目及び基準値の設定根拠等の解説

点検は、官能法によるもののほか、「第２　飲料水等の水質及び施設・設備に係る学校環境衛生基準」に掲げる検査方法に準じた方法で行うものとする。

○　排水口や排水溝等が詰まっていないか、排水の状況は良好かを点検する。

○　水飲み、洗口、手洗い場及び足洗い場並びにその周辺は、水が飛散して汚れやすく滑りやすいので、清掃が行われて清潔で安全な状態になっているかを点検する。

○　給水管の亀裂やパッキン等の消耗による水漏れ等、その施設・設備に故障がないかを点検する。

C　事後措置

➢　排水の状態が悪いときは、排水口や排水溝等の清掃をすること。

➢　汚れていたり、滑りやすくなっていたりするときは、清掃を徹底して行い、滑らないための適切な措置をとること。

➢　施設・設備に故障があるときは、修理をする等適切な措置をとること。

3　学校の清潔及びネズミ、衛生害虫等

(8)　学校の清潔

A　検査項目及び基準値の設定根拠等の解説

検査項目	基　準
(8)　学校の清潔	(ア)　教室、廊下等の施設及び机、いす、黒板等教室の備品等は、清潔であり、破損がないこと。 (イ)　運動場、砂場等は、清潔であり、ごみや動物の排泄物等がないこと。 (ウ)　便所の施設・設備は、清潔であり、破損や故障がないこと。 (エ)　排水溝及びその周辺は、泥や砂が堆積しておらず、悪臭がないこと。 (オ)　飼育動物の施設・設備は、清潔であり、破損がないこと。 (カ)　ごみ集積場及びごみ容器等並びにその周辺は、清潔であること。

○　校舎の床や壁は、使用頻度の高い場所や児童生徒等の手が触れやすい場所が特に汚れる。壁や天井等の汚れや破損は、明るさに影響するので、きれいに保つように心掛ける。

○　床、カーテン等の埃が児童生徒のアレルギーを誘発することもあるため、清潔に保つことが必要である。

○　カーペットは、汚れやすく清掃しづらいために、アレルギー疾患の原因ともなるダニ等が生息しやすいので、こまめに掃除機をかけることが大切である。

○　便所は、だれもが1日に何度か利用している場所であり、不潔になりやすいので、十分に清掃を行う等、常に清潔にしておかなければならない。

○　飼育動物の施設・設備については、不潔にしておくと、ダニや病原菌の温床になるので、常に施設・設備は清掃し、清潔にしておかなければならない。

○　幼児児童等が砂場を使用する前には、必ず点検し、動物等の糞便が確認された場合は、その周辺の砂を含めて処理するなど砂場の衛生面における維持管理に十分留意する。

○　砂場を使用していない場合には、必要に応じ、動物侵入の防止のため、砂場にシートを被覆するなど適切な措置を行う。

＜参考Ⅱ－5－2＞

アスベストについて

【アスベスト（石綿）規制】

アスベスト（石綿）の規制については、繊維状の粉じんを吸い込むことで健康障害が生じることが判明し、昭和50年にアスベスト（含有量5%を超えるもの）の吹き付け作業が原則禁止された。その後、順次規制が強化され、平成18年に、石綿及び石綿をその重量の0.1%を超えて含有する製剤その他の物については、製造、輸入、譲渡、提供又は使用が禁止されている。

また、「石綿障害予防規則」（平成17年厚生労働省令第21号）においては、事業者は、吹き付けられた石綿等又は石綿を含有する張り付けられた保温材、耐火被覆材等（以下、「石綿含有保温材等」という。）が、損傷、劣化等により石綿等の粉じんを飛散させ、ばく露するおそれがある場合は、除去、封じ込め、囲い込み等（以下、「除去等」という。）の措置を講じることが規定されている。

【学校における現状及び取組】

学校の設置者等は、校舎等に使用されている吹き付けアスベスト等や石綿含有保温材等の使用実態及び損傷・劣化等の状態を定期的に把握し、除去等の対策を講じる必要がある。

文部科学省においては、吹き付けアスベスト等及び石綿含有保温材等の使用実態や対策の進捗状況について調査するとともに、対策や留意事項について通知している。

※アスベスト関係通知等は、文部科学省ホームページに掲載

アスベスト対策への取組　http://www.mext.go.jp/submenu/05101301.htm

文部科学省　アスベスト対策　　検索

B　検査方法等の解説

点検は、官能法によるもののほか、「第３　学校の清潔、ネズミ、衛生害虫等及び教室等の備品に係る学校環境衛生基準」に掲げる検査方法に準じた方法で行うものとする。

○　床、壁、天井、窓、ガラス、カーテン、カーペット、机、いす、黒板等施設・備品等が清潔で破損がないかを点検する。

○　運動場、砂場等については、紙くず、ごみ、ガラス片、空き缶、釘及び動物等の排泄物等がないか、雑草や落葉の処理がよくなされているかを点検する。

○　便所は、不潔になりやすい場所であるために、日常点検では、特に清潔に留意して、清掃がよく行われているか、施設・設備の破損や故障の有無について点検する。

○　排水はすべて円滑に流れているか、また、悪臭が発生していないかどうか点検する。

○　飼育動物の施設・設備は整とんされ、清潔を保っているか、破損がないかを点検する。

○　ごみは速やかに処理しないと不潔になりやすいので、できるだけ早く処理すること。特に、厨芥《ちゅうかい》はその日のうちに処理する。また、ごみ置き場周辺は、清潔が保たれており、ハエやネズミ、ゴキブリ等の侵入を防ぐようになっているかどうかを点検する。

C　事後措置

➢　施設・設備に汚れがある場合は、整理や清掃の徹底を図り、破損がある場合には速やかに補修すること。清掃が不十分な場合には、清掃方法の改善や清掃の徹底を図ること。

➢　飼育動物の施設・設備の清掃に当たっては、動物が原因で感染症やアレルギー等が発症することもあり、健康に害を及ぼすことがあるので、専用の身支度をし、清掃用具も飼育動物の施設専用にすること。また、動物の健康管理を十分に行うとともに、児童生徒等に対しては、次のようなことを指導すること。

・動物に触ったあとは手をよく洗う。

・口移しでえさを与えない。

・体調が悪いときは、動物との接触は避ける。

・動物にかまれたりひっかかれたりしたときは、すぐに手当てを受ける。

・アレルギー疾患のある児童生徒等は、症状がより悪化する場合があるので飼育施設の清掃はしないようにする。

・死んだ動物などを発見した場合には、手で触らないこと。同じ場所でたくさんの野鳥などが死亡していたら、近くの都道府県又は市町村役場に連絡すること。

・鳥や動物を飼育している場合については、それらが野鳥と接触しないようにすること。このため、放し飼いは行わないようにするとともに、野鳥の侵入や糞尿の落下などを防止するために、飼育施設にトタン板等の屋根を設けたり、ネットに破れがないか点検したりするなどの適切な措置を講じること。また、周囲に穀類等のエサや生ゴミ等野鳥を誘引するものを置かず、清潔を保つこと。

(9)　ネズミ、衛生害虫等

A　検査項目及び基準値の設定根拠等の解説

検査項目	基　準
(9)　ネズミ、衛生害虫等	校舎、校地内にネズミ、衛生害虫等の生息が見られないこと。

○　日常点検により、早期発見し、速やかな対応措置を取れるようにすることが重要である。

B　検査方法等の解説

点検は、官能法によるもののほか、「第3　学校の清潔、ネズミ、衛生害虫等及び教室等の備品に係る学校環境衛生基準」に掲げる検査方法に準じた方法で行うものとする。

○　ネズミ、ゴキブリ、蚊、ハエ等がいないか点検する。

C　事後措置

➢　ネズミ、衛生害虫等の発生が認められたときには、駆除しなければならない。対象となるネズミや衛生害虫等の習性をよく調べ、それらが生息しにくい環境づくりを進めること。

➢　ネズミ、衛生害虫駆除においては、ネズミ等の生息場所及び侵入経路並びに被害の状況について十分に調査した上でネズミ、衛生害虫の発生を防止するための必要な措置を行う必要がある。

➢　樹木等の病害虫駆除においては、日常的な観測によって病害虫被害や雑草の発生を早期に発見し、被害を受けた部分のせん定や捕殺、機械除草等の物理的防除により対応するよう最大限努めること。

➢　やむを得ず薬剤による駆除を実施せざるを得ない場合は、ネズミ、衛生害虫の駆除に当たっては「医薬品、医療機器等の品質、有効性及び安全性の確保等に関する法律」の規定による承認を受けた医薬品又は医薬部外品を使用し、樹木等の病害虫の駆除に当たっては「農薬取締法」の登録を受けた農薬を使用すること。なお、薬剤による駆除を行う場合は、学校での使用となるため、児童生徒等に危険が生じないよう、また、周辺環境へも十分に配慮し、使用する薬剤の効果、残存時間、使用時の注意を熟知して行うこと。

　特に、農薬を使用する場合は、「住宅地等における農薬使用について」(平成25年4月26日付け25消安第175号、環水大土発第1304261号　農林水産省消費・安全局長、環境省水・大気環境局長通知)(参考資料5)を参考にすること。

＜参考Ⅱ－５－３＞　日常点検表の例

日常点検表

年　　月

検査項目			日(月)	日(火)	日(水)	日(木)	日(金)	日(土)	日(月)	日(火)	日(水)	日(木)	日(金)	日(土)	日(月)	日(火)	日(水)	日(木)	日(金)	日(土)	日(月)	日(火)	日(水)	日(木)	日(金)	日(土)	日(月)	日(火)	日(水)	日(木)	日(金)	日(土)
教室等の環境	換気	教室に不快な刺激や臭気がないか																														
		換気が適切に行われているか																														
	温度	17℃以上28℃以下であることが望ましい																														
	明るさ・まぶしさ	黒板面・机上等の文字、図形等がよく見える明るさか																														
		黒板面、机上面及びその周辺に見え方を邪魔するまぶしさがないか																														
		黒板面に光る箇所がないか																														
	騒音	教師の声等が聞き取りにくくないか																														
飲料水等の水質及び施設・設備	飲料水の水質	給水栓水は遊離残留塩素が0.1mg/L（汚染のおそれあるときは0.2mg/L）以上あるか																														
		給水栓水は外観、臭気、味等に異常はないか																														
		冷水器等飲料水も上記と同様に管理されているか																														
	雑用水の水質	給水栓水は遊離残留塩素が0.1mg/L（汚染のおそれあるときは0.2mg/L）以上あるか																														
		給水栓水は外観、臭気等に異常はないか																														
	施設・設備	水飲み・洗口、手洗い場、足洗い場並びにその周辺は清潔で破損や故障がないか																														
		配管、給水栓、給水ポンプ、貯水槽及び浄化設備等の給水施設・設備並びにその周辺は																														
学校の清掃及びネズミ・衛生害虫等	学校の清掃	教室、廊下等の施設及び机、いす、黒板等教室の備品等は清潔で破損はないか																														
		運動場・砂場等は清潔でごみや動物の排泄物等がないか																														
		飼育動物の施設・設備は清潔で破損がないか																														
		便所の施設・設備は清潔で破損や故障がない																														
		排水溝やその周辺は、泥や砂が堆積しておらず、悪臭はないか																														
		ごみ集積場及びごみ容器等並びにその周辺は清潔か																														
	ネズミ・衛生害虫等	校舎・校地内にネズミ、衛生害虫等の生息がないか																														

日常点検の結果、問題ない場合は○を記入する。問題が認められた場合は×を記入し、別紙にその詳細を記載する。

＜参考Ⅱ－５－４＞　日常点検における不適切な項目及び対応表の例

別紙

日常点検における不適切な項目及び対応

年月日	場所	不適切な項目及び内容	対応結果（対応日、対応内容等）

4　水泳プールの管理

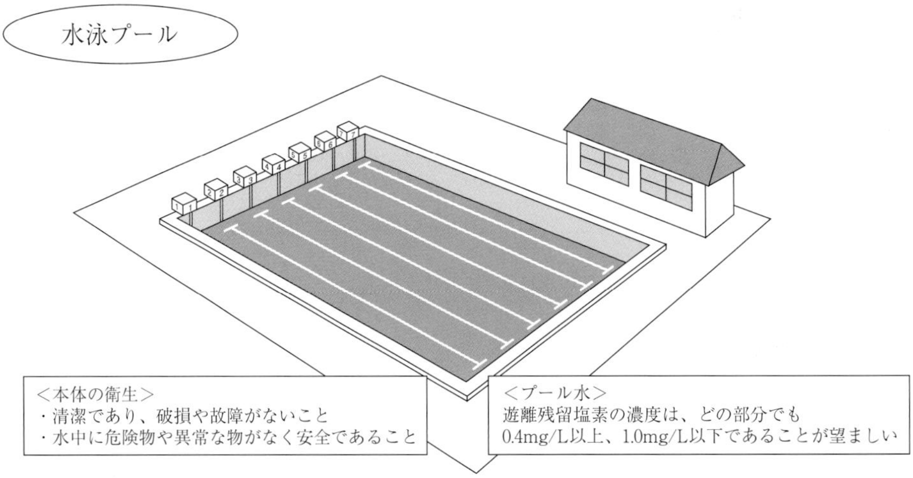

⑽　プール水等

A　検査項目及び基準値の設定根拠等の解説

検査項目	基　準
⑽　プール水等	㋐　水中に危険物や異常なものがないこと。 ㋑　遊離残留塩素は、プールの使用前及び使用中1時間ごとに1回以上測定し、その濃度は、どの部分でも0.4 mg/L以上保持されていること。また、遊離残留塩素は1.0 mg/L以下が望ましい。 ㋒　pH値は、プールの使用前に1回測定し、pH値が基準値程度に保たれていることを確認すること。 ㋓　透明度に常に留意し、プール水は、水中で3m離れた位置からプールの壁面が明確に見える程度に保たれていること。

プール水の日常点検の検査項目は、遊離残留塩素、pH値及び透明度である。

プール使用前にプール水の水質が基準に適合していても、一時に多くの児童生徒等が利用することから、プール使用日は毎時間点検を実施することが必要である。

また、安定した塩素の効果を得るためには、pH値が基準値程度に保たれていることが重要である。プールの消毒剤のうち、特に塩素化イソシアヌル酸系の薬剤（トリクロロイソシアヌル酸、ジクロロイソシアヌル酸ナトリウム又はジクロロイソシアヌル酸カリウム）は、長期間使用すると、酸性（pH値の低下）になりやすい。これらの薬剤を使用する場合は、pH調整剤をあらかじめ準備し、必要に応じて適宜使用することが重要である。この場合、学校薬剤師の助言を求めることが大切である。

なお、学校における水泳プールの保健衛生管理については、（公財）日本学校保健会「学校における水泳プールの保健衛生管理　平成28年度改訂」が参考になる。

http://www.gakkohoken.jp/books/archives/202

学校　プール　保健衛生管理	検索

＜参考Ⅱ－5－5＞

腰洗い槽について

最近のプールでは循環ろ過装置を備え付けているプールが増加しており、（公財）日本学校保健会が実施した学校における水泳プールの保健衛生管理に関する調査の結果（学校における水泳プールの保健衛生管理　平成28年度改訂）では、学校種にかかわらず95％以上の学校がろ過装置を備え付けている。厚生労働省が遊泳プールの管理について示したガイドライン（「遊泳用プールの衛生基準」）では、浄化をろ過装置によることを前提として、平成13年に腰洗い槽の設置に関する記述が削除されている。したがって、ろ過装置の設置状況からすれば、大部分の学校では、必ずしも腰洗い槽は必要とするものではないが、調査結果では、入替え式のプールがわずかながら残っており、こうした学校では、水を入れ換えない限り、水質の悪化が懸念され、感染症発生の危険性も高くなることから腰洗い槽の活用が望まれる。

また、循環ろ過装置及び塩素の自動注入装置が設置されている水泳プールにおいても、比較的短時間で有効な洗体方法である腰洗い槽の使用は、衛生管理上有効な方法であるが、腰洗い槽の使用については、関係者の指導助言を得るなどし、検討すること。腰洗い槽を使用しない場合は、シャワーを使用した十分な身体の洗浄を励行して、できる限りプール水への汚染の負荷を減少するようにするに努める。

なお、腰洗い槽の遊離残留塩素濃度は50～100 mg/Lとすることが望ましいとされているが、高濃度の塩素に過敏な体質の幼児・児童生徒に対しては、腰洗い槽を使用させないで、シャワー等の使用によって十分に身体を洗浄するように指導する必要がある。

＜参考Ⅱ－5－6＞

プール水等の排水について

公共用水域へ直接学校プール水を排水する場合、通常の残留塩素濃度では、人に対して毒性はないが、魚介類に対しては毒性を示し、悪影響を与えたり、死滅させたりしてしまうことがある。そこで、プール本体及び腰洗い槽からの排水は、必ず次の方法によって脱塩素し、ジエチル-*p*-フェニレンジアミン（DPD）法等で残留塩素濃度の減少を確認してから排水を行う必要がある。

⑴ 中和剤チオ硫酸ナトリウム（通称ハイポ）で中和する。

⑵ 排水槽に一時的に貯め、一昼夜以上放置して残留塩素の自然消失をさせる。

（なお、プール本体、プールサイドの清掃に塩素剤を多量に使用するので、プール清掃後の排水は、⑴と同様に処理してから放流する。）

B　検査方法等の解説

点検は、官能法によるもののほか、「第4　水泳プールに係る学校環境衛生基準」に掲げる検査方法に準じた方法で行うものとする。

遊離残留塩素は、プール使用直前に測定するとともに、プール使用中1時間に1回以上測定する。その測定点は、プール内の対角線上のほぼ等間隔の位置で、水面下約20 cm付近の3か所について行う。

なお、遊離残留塩素、pH値及び透明度の測定結果については、プールの日常点検表（参考Ⅱ－5－7）を参考に、入泳人数、使用時間、気温、水温、消毒剤等の使用状況等とともに記録するよう努める。

腰洗い槽の遊離残留塩素濃度は、希釈なしで測定できる高濃度残留塩素測定法（比色板法、試験紙法等がある）を用いて測定することが望ましい。なお、飲料水の遊離残留塩素濃度測定器は、検体を希釈しないと測定できないため、希釈操作が煩雑で誤差も生じやすいので留意すること。

C　事後措置

➢ 遊離残留塩素の濃度が基準値より低いときは、入泳を止めて、消毒用塩素剤の注入量を増加し、濃度が0.4 mg/L以上になったことを確認した後に入泳させること。

➢ 水中で3 m離れた位置からプール壁面が明確に見えない場合は、見えるようになるまで、十分に循環ろ過装置を機能させるか、又は水を入れ替えること。

➢ 水中に危険物や異常なものがある場合には速やかに取り除くこと。

⑾　附属施設・設備等

A　検査項目及び基準値の設定根拠等の解説

検査項目	基　準
⑾　附属施設・設備等	プールの附属施設・設備、浄化設備及び消毒設備等は、清潔であり、破損や故障がないこと。

足洗い、シャワー、腰洗い、洗眼・洗面、うがい等の施設・設備及び専用便所等は、入泳人員に対し十分な能力を有し、故障等がなく、衛生的であること、また専用の薬品保管庫の出入り口は入泳者等がみだりに立入りできないような構造であることを確認する。

プールの安全標準指針（参考資料4）を参考に、入泳前には、必ず排水口及び循環水の取り入れ口の格子鉄蓋や金網が正常な位置にネジ・ボルト等で固定（蓋の重量のみによる固定は不可）されている等、安全であることを確認する。また、柵の状態についても確認する。

安全確認の結果及び消毒剤の使用方法等を記録するよう努める。

B　検査方法等の解説

点検は、官能法によるもののほか、「第４　水泳プールに係る学校環境衛生基準」に掲げる検査方法に準じた方法で行うものとする。

足洗い、シャワー、腰洗い、洗眼・洗面及びうがい等の施設・設備及び専用便所、特に浄化や消毒のための設備は、清潔であり破損や故障がなく、それぞれの目的に即して機能しているかどうかを点検する。

C　事後措置

- ➢ プールの附属施設・設備が汚れているときは、清掃等により清潔にする。また、破損や故障、又は十分に機能していない場合等には、直ちに校長に連絡するとともに、学校薬剤師等に連絡して適切な措置を講ずること。
- ➢ 排水口や循環水の取り入れ口の安全について点検した結果、異常のある場合は安全が確認されるまで入泳させないこと。

＜参考Ⅱ－５－７＞　プールの日常点検表の例

年 月　日（　）	換水日 月　日	換水後 日後	薬剤投入前残留塩素濃度 mg/L	１回目薬剤投入後 pH：	プール 管理責任者	印	学校長	印

計測時刻	測定者	指導者	天候	気温	水温	プール内							腰洗い槽		
						残留塩素			薬剤名/投入量		透明度	危険物・異物	残留塩素	薬剤名/投入量	
：						mg/L	mg/L	mg/L			適　不適	有　無	mg/L		
：						mg/L	mg/L	mg/L			適　不適	有　無	mg/L		
：						mg/L	mg/L	mg/L			適　不適	有　無	mg/L		
：						mg/L	mg/L	mg/L			適　不適	有　無	mg/L		
：						mg/L	mg/L	mg/L			適　不適	有　無	mg/L		
：						mg/L	mg/L	mg/L			適　不適	有　無	mg/L		
：						mg/L	mg/L	mg/L			適　不適	有　無	mg/L		
部活　：						mg/L	mg/L	mg/L			適　不適	有　無	mg/L		
部活　：						mg/L	mg/L	mg/L			適　不適	有　無	mg/L		

	時　分～　時　分	時　分～　時　分	時　分～　時　分	時　分～　時　分	時　分～　時　分	時　分～　時　分	薬剤使用量		
遊泳人数	年　人	年　人	年　人	年　人	年　人	年　人	プール内	１日計	
	年　人	年　人	年　人	年　人	年　人	年　人		累計	
	年　人	年　人	年　人	年　人	年　人	年　人	腰洗い槽	１日計	
計	人	人	人	人	人	人		累計	

部活動	≪水泳部午前≫ 時　分～　時　分 年　人 年　人 年　人 **合計　人**	≪水泳部午後≫ 時　分～　時　分 年　人 年　人 年　人 **合計　人**	**本日の全入水者数** 人	【特記事項】 ●浄化装置運転状況　継続・停止・その他（　） ●プール本体の故障　無　有（　） ●シャワーの故障　無　有（　） ●測定器具の整備　良・不良（　） ●消毒剤の保管　良・不良（　） ●排水溝の状況　良・不良（　） ●蓋のネジ類固定状況　良・不良（　） ●トイレの清掃状況　良・不良（　） ●更衣室の清掃状況　良・不良（　） ●その他（鍵・金網等の破損等）（　）	伝達事項

☆プール本体の残留塩素については、対角線上における、ほぼ等間隔の位置３か所以上の水面下２０ｃｍを原則とする。（Ｈ２２．３　改訂版　学校環境衛生管理マニュアルより）
☆透明度については、水中で３m 離れた位置から壁面が明確に見える程度が適とする。

＜参考Ⅱ－5－8＞　プール浄化装置点検表の例

プール浄化装置点検表

点検年月日	年　　月　　日　　時	点検者	

点　検　項　目	結　果	不適の場合の処置
集毛器		
水漏れはないか	適・不適	蓋を開け、もう一度締め直す。必要ならパッキンを交換する。
空気を吸い込む異常音はないか	適・不適	
適当な間隔で清掃されているか	適・不適	中を掃除する。
ポンプ		
軸部分やフランジ部から液漏れはないか	適・不適	追い締めする。シール、パッキン交換。
モーターが熱くないか	適・不適	保守業者に連絡。予備が設置されているなら予備ポンプに切り替える。
モーター電流値＊＊～＊＊A 範囲内か	適・不適	
ろ過助剤溶解槽（凝集剤等）		
薬液量＊＊L 以上が入っているか	適・不適	補給溶解する。
ろ過装置		
入口、出口圧差＊＊Mpa 以内か	適・不適	ろ過装置の**逆洗・洗浄・交換**を行う。
消毒設備		
塩素剤量＊＊L 以上が入っているか	適・不適	塩素剤を追加する。
注入ポンプは動いているか	適・不適	電源を確認する。
入ポンプヘッドに空気が噛んでいないか	適・不適	空気抜きバルブを開け空気抜きをする。
注入量は規定の設定になっているか	適・不適	規定量に合わせる。
吐出側の配管等に液漏れはないか	適・不適	追い締めする。チューブ等の交換。
装置全体を見て		
各バルブ、フランジ等から水漏れがないか	適・不適	追い締めする。パッキン類の交換。
特記・引継事項		

＊＊には、装置の仕様に適合した数値を記入する。

第６　雑則

1　学校においては、次のような場合、必要があるときは、臨時に必要な検査を行うものとする。

(1)　感染症又は食中毒の発生のおそれがあり、また、発生したとき。

(2)　風水害等により環境が不潔になり又は汚染され、感染症の発生のおそれがあるとき。

(3)　新築、改築、改修等及び机、いす、コンピュータ等新たな学校用備品の搬入等により揮発性有機化合物の発生のおそれがあるとき。

(4)　その他必要なとき。

2　臨時に行う検査は、定期に行う検査に準じた方法で行うものとする。

3　定期及び臨時に行う検査の結果に関する記録は、検査の日から５年間保存するものとする。また、毎授業日に行う点検の結果は記録するよう努めるとともに、その記録を点検日から３年間保存するよう努めるものとする。

4　検査に必要な施設・設備等の図面等の書類は、必要に応じて閲覧できるように保存するものとする。

1　臨時検査

> 1　学校においては、次のような場合、必要があるときは、臨時に必要な検査を行うものとする。
> (1)　感染症又は食中毒の発生のおそれがあり、また、発生したとき。
> (2)　風水害等により環境が不潔になり又は汚染され、感染症の発生のおそれがあるとき。
> (3)　新築、改築、改修等及び机、いす、コンピュータ等新たな学校用備品の搬入等により揮発性有機化合物の発生のおそれがあるとき。
> (4)　その他必要なとき。
>
> 2　臨時に行う検査は、定期に行う検査に準じた方法で行うものとする。

臨時検査を実施する主な例

(1)　感染症又は食中毒の発生のおそれがあり、また、発生したとき。

飲料水に関する施設・設備

・給水施設・設備が外部から汚染を受けていないか等について検査を行う。

校舎内外の施設・設備等

・感染症・食中毒の発生のおそれや発生に関連する校舎内外の施設・設備等が不潔になっていないか、また汚染されていないか等について検査を行う。

便所

・感染症や食中毒が発生したときは、便所の清潔や衛生害虫等の有無、手洗い施設や排水の状況等について検査を行う。

ごみ

・ごみの容器やその周りが汚染されていることが考えられるので、ごみの処理方法や保管場所を検査する。

(2)　風水害等により環境が不潔になり又は汚染され、感染症の発生のおそれがあるとき。

飲料水に関する施設・設備

・給水施設・設備が破損・故障していないか等について検査を行う。

飲料水の水質

・給水施設・設備が損傷を受けたときは、水質検査を行い、基準に適合していることを確認する。

校舎内外の施設設備等

・校舎内外の施設・設備等が水や泥、ごみ等によって不潔になっていないか等について検査を行う。なお、校舎内外の施設・設備等が水や泥、ごみ等によって不潔になった場合は必要に応じて消毒を行う（参考Ⅱ－6－1）。

便所

・洪水等の災害を受け、汚れや破損等便所が被害を受けたときは、不潔になりやすく、感染症の発生も考えられるので、清潔や破損等について検査を行う。

排水の施設・設備

・排水が流れないようになっていないか確認し、流れない場合はすみやかに原因究明をし、改善を図る。

ごみ

・ごみ容器が破損したり、ごみが飛散したりして不潔になりやすい。よって、清潔や破損の状況等について検査をする。

黒板

・黒板が水に浸かるなどし、黒板面に影響があると考えられるときは、明度や彩度について検査を行う。

⑶　新築、改築、改修等及び机、いす、コンピュータ等新たな学校用備品の搬入等により揮発性有機化合物の発生のおそれがあるとき。

○　学校の新築・改築・改修等（壁面のペンキ塗装等を含む）があったとき

・予め、引き渡しの際の検査において基準値を超えた場合の措置等を取り決めておくこと。

・揮発性有機化合物の濃度測定は、乾燥期間を十分確保した上で行う等、適切に対応すること。

・測定検査を専門測定機関に依頼する場合、学校の担当者は学校薬剤師とともに検査に立ち会うようにし、年月日、時刻、天候、場所、在室人数、検査器具名、検査者名等を記録すること。

・なお、学校施設の新築・改築・改修等に当たっては、文部科学省のパンフレット「健康的な学習環境を確保するために有害な化学物質の室内濃度低減に向けて（施設面における主な留意点）」（平成23年3月文部科学省）等を参考にするとよい。

http://www.mext.go.jp/a_menu/shisetu/shuppan/1305497.htm

文部科学省　有害な化学物質	検索

○　机、いす、コンピュータ等新たな学校用備品を導入したとき

・揮発性有機化合物の発生のおそれがあることから、基準適合商品の選定や導入後速やかにその教室等で揮発性有機化合物の濃度の検査を行うこと。

⑷　その他必要なとき。

照明

○　照明に影響を及ぼすような災害による建物の損壊があったとき

○　照明器具の交換、黒板の改修、壁の塗り替え等があったとき

・照度が適切か検査する。

騒音

○　教室外の騒音が新たに問題となったとき（近隣で騒音の伴う工事が行われている等）

・騒音を測定する。

飲料水の水質及び施設・設備

○　飲料水用に井戸水等を使用している場合に、周囲の地下水の汚染が判明したとき

・水質検査を行い、基準に適合していることを確認する。

○　給水施設・設備を新しく設置したとき

・外部から汚染を受ける恐れがないか、水質が基準に適合しているか等について検査を行う。

○　給水源を変更したとき

・新たな給水源の種類を確認する。

雑用水

○　渇水後の降雨の初期

・雑用水の貯水槽等が著しく汚れ、水質が悪化している恐れが考えられるため、必要に応じて貯水槽等の内部の状態及び水質を確認する。

学校の清潔

○　学校行事等で多数の来校者があったときや多量のごみが発生したとき

・校舎が汚れたり、破損したり、ごみが大量に出る等学校が不潔になりやすいので、清潔状況等について検査を行う。

・ごみが適切に分別処理されているかどうか、不潔になっていないかどうか等について検査する必要がある。

設置・改修等

○　黒板を新しく設置・改修したとき

・黒板面の明度や彩度について検査を行う。

○　校舎や飼育動物の施設等を改修したとき

・清潔面からきちんと改修されているか等について検査を行う。

○　便所を新しく設置・改修したとき

・清潔、採光、換気等の状況について検査を行う。

ネズミ、衛生害虫等

○　ネズミ、衛生害虫等が発生したとき

・ネズミ、衛生害虫等は、定期検査時にその発生が認められなくても、突然発生する場合があることから、発生の可能性が疑われる状況となった時点で検査を行う。

○　児童生徒等から、衛生害虫による刺咬等が原因と考えられる症状の訴えがあったとき

・衛生害虫等の発生が認められなくても、児童生徒等の被害により、その発生が推測される場合には検査を行う。

水泳プール

○　児童生徒等が、目や皮膚が痛い等、プール水が原因と考えられる症状の訴えがあったとき

・残留塩素濃度が異常に高い場合や、pH の異常値等の原因が考えられるが、その原因究明のため検査を行う。

○　プール本体の水が何らかの原因で着色、着臭等したとき

・着色の原因には、藻類の発生や、酸化鉄、酸化マンガン等の原因が考えられるが、その原因究明のため検査を行う（参考Ⅱ－6－2）。

○　プール使用期間中に、循環ろ過装置等が故障・破損して、新しい装置を導入したとき

・新しい装置が正常に作動し機能しているか検査を行う。

＜参考Ⅱ－6－1＞

水害時の消毒について

消毒対策	消毒薬	調整方法	使用方法	注意事項
屋外（し尿槽や下水があふれた場所、動物の死骸や腐敗物が漂着した場所、氾濫した汚水が付着した壁面、乾燥しにくい床下）	クレゾール石けん	クレゾール石けん液30 mLに水を加えて1Lとする。液が濁って沈殿物が生じた場合には上澄み液を使用する。	校舎等のまわりは、じょうろや噴霧器などで濡れる程度に散布する。壁面は、泥などの汚れを水で落としてから、消毒液を浸した布などでよく拭く。または噴霧器で噴霧する場合は、濡れる程度に噴霧する。	取り扱う際には長袖、長ズボンを着用し、メガネ、マスク、ゴム手袋などを使用し、皮膚や目にかからないよう注意すること。 皮膚についた場合には大量の水と石けんでよく洗い流す。 目に入った場合は、水で15分以上洗い流し、医師の診察を受けること。 使用する直前に希釈し、希釈する濃度を守ること。 他の消毒剤や洗剤などと混合しないこと。他の容器に移して保管しないこと。 浄化微生物に影響を及ぼすので、浄化槽には散布しないこと。
	オルソ剤	オルソ剤20 mLに水を加えて1Lとする。		
屋内（汚水に浸かった壁面や床、教具・備品等）	逆性石けん	塩化ベンザルコニウムまたは塩化ベンゼトニウムとして0.1%の濃度になるように希釈する。（10%製品の場合、本剤10 mLに水を加え1Lとする。）いろいろな濃度のものが市販されているので、希釈倍率に注意。	泥などの汚れを洗い流すか、雑巾などで水拭きしてから、希釈液に浸した布などでよく拭く。または噴霧器で噴霧する場合は、濡れる程度に噴霧する。その後は風通しをよくしそのまま乾燥させる。	
手指（後片付けなどで、汚染された箇所や土に触れた手指）	逆性石けん		汚れを石けんで洗った後、流水で石けんを落とし、洗面器などに入れた消毒液に手首まで浸し、30秒以上もみ洗いをする。その後、乾いたタオルなどでよく拭き取る。石けんが残っていると殺菌力が低下するので、よく洗い流すこと。	
食器類	次亜塩素酸ナトリウム	次亜塩素酸ナトリウムの濃度が0.02%になるように希釈する。（10%製品の場合には、本剤2 mLに水を加えて1Lとする。）	食器を水洗いした後、消毒液に5分以上浸し、その上で自然乾燥させる。	
井戸水	次亜塩素酸ナトリウム	残留塩素として1～2 ppmの濃度になるよう調整する。（10%製品を使用する場合は、水1Lにつき1滴を加える。）		

＜参考Ⅱ－6－2＞

プール本体の水が着色したときの原因及び対処法

(1)　白濁の場合		
①	（原　因）	ろ過器の能力が低下又は停止によりろ過不十分となり、有機物の増加により白濁する。
	（対処法）	ろ過器を点検整備する。
②	（原　因）	ポンプ廻りで空気が混入し、水中に微細気泡となって白濁する。
	（対処法）	プール水を透明容器に採って静置すると濁りが上昇してくるので分かる。ポンプ廻りの空気漏れを点検します。
③	（原　因）	入泳人数が極端に多かった場合など、有機物の増加により白濁する。
	（対処法）	スーパークロリネーション（プールの塩素濃度を5～10 mg/L に増加し、しばらく放置する。塩素の酸化力で有機物を酸化分解する。）を行った後、ろ過装置をフル回転します。
④	（原　因）	ろ過助剤として添加した凝集剤がろ過装置内でフロックを作らず、プールに流出してからフロックを形成している。
	（対処法）	凝集剤は弱アルカリ性でフロックを生成するので、プール水の pH 値が低い場合、アルカリ剤を添加して pH を調整します。
(2)　茶褐色の濁りの場合		
	（原　因）	鉄・マンガンによる濁り。
	（対処法）	井戸水を使用している場合に起こる可能性が高く、また給水管に鋼管を使用している場合に赤水として鉄分が出ることもあります。原水中のこれらの含有量を測定し、含まれていたら、塩素により酸化するためであり、pH を弱アルカリにしてコロイドやフロックを作り、ろ過装置で除去します。鉄は茶色の濁り、マンガンは黒褐色の濁りを呈します。
(3)　緑色の濁りの場合		
	（原　因）	藻類の発生による濁り
	（対処法）	スーパークロリネーションで24時間放置後、ろ過装置を運転し除去するかプール水の入替えと清掃を行います。

*着色はプール水をコップに採ってみても分からず、1 m 以上のプールの水深ではじめて着色が分かるのが普通である。さらに、プール内部の塗装色と合わさって、記述した色調に見えないこともある。

「学校における水泳プールの保健衛生管理　平成28年度改訂」（(公財) 日本学校保健会）

2　検査の記録等

> 3　定期及び臨時に行う検査の結果に関する記録は、検査の日から５年間保存するものとする。また、毎授業日に行う点検の結果は記録するよう努めるとともに、その記録を点検日から３年間保存するよう努めるものとする。
>
> 4　検査に必要な施設・設備等の図面等の書類は、必要に応じて閲覧できるように保存するものとする。

(1)　定期検査及び臨時検査

定期検査等を効果的に実施するためには、施設・設備等を把握し、過去の検査結果を参考にする必要があることから、定期及び臨時に行う検査の結果に関する記録を検査の日から５年間保存するとともに、検査に必要な施設・設備等の図面等の書類は、必要に応じて閲覧できるように適切に保存する。

(2)　日常点検

日常点検の実施の目的の一つには、それらの結果に基づいて定期検査や臨時検査の実施に役立てることがあることから、毎授業日に行う点検の結果は記録するよう努めるとともに、その記録を点検日から３年間保存するよう努める。

第Ⅲ章

参考資料

1　学校環境衛生基準の一部改正について（通知）

2　学校環境衛生基準

3　学校給食衛生管理基準

4　プールの安全標準指針

5　住宅地等における農薬使用について

写

29文科初第1817号
平成30年4月2日

各都道府県教育委員会教育長
各指定都市教育委員会教育長
各都道府県知事
各指定都市市長
各構造改革特別区域法第12条第1項
の認定を受けた地方公共団体の長
各国公私立大学長
各公立大学法人の理事長
大学を設置する各学校法人の理事長　殿
大学を設置する各学校設置会社の代表取締役
大学又は高等専門学校を設置する各地方公共団体の長
各国公私立高等専門学校長
独立行政法人国立高等専門学校機構理事長
放送大学学園理事長
厚生労働省社会・援護局長
厚生労働省医政局長

文部科学省初等中等教育局長

髙橋道和

(印影印刷)

学校環境衛生基準の一部改正について（通知）

この度、別添のとおり「学校保健安全法（昭和三十三年法律第五十六号）第六条第一項の規定に基づき、学校環境衛生基準（平成二十一年文部科学省告示第六十号）の一部を改正する件（平成３０年文部科学省告示第６０号。以下「本基準」という。）」が公布され、平成３０年４月１日から施行されました。

本基準の概要及び留意事項等については下記のとおりですので、その趣旨を十分御理解の上、本基準に基づき学校環境衛生検査を実施し、適切な学校環境衛生活動を行っていただきますようお願いします。

なお、関係各位におかれましては、所管又は所轄の学校（専修学校及び幼保連携型認定こども園を含む。以下同じ。）に対し周知するとともに、各都道府県教育委員会におかれては域内の市町村教育委員会に対して、各都道府県知事におかれては学校法人等に対して周知されるようお願いいたします。

記

第１　改正の概要

１　教室等の環境に係る学校環境衛生基準関係

(1) 温度の基準について

望ましい温度の基準を「１７℃以上、２８℃以下」に見直したこと。

(2) 温度、相対湿度及び気流の検査方法について

最低限必要な測定器の精度を示すよう見直したこと。

(3) 浮遊粉じんの検査方法について

検査の結果が著しく基準値を下回る場合には、以後教室等の環境に変化が認められない限り、次回からの検査について省略することができる規定を設けたこと。

(4) 照度の基準について

近年、普通教室においてもコンピュータを利用する授業が行われていることを踏まえ、規定を見直したこと。

２　飲料水等の水質及び施設・設備に係る学校環境衛生基準関係

有機物等の検査項目から「過マンガン酸カリウム消費量」を削除し、「有機物（全有機炭素（ＴＯＣ）の量）」のみとしたこと。

３　学校の清潔、ネズミ、衛生害虫等及び教室等の備品の管理に係る学校環境衛生基準関係

検査項目から、「机、いすの高さ」を削除したこと。

４　水泳プールに係る学校環境衛生基準関係

総トリハロメタンの検査について、プール水を１週間に１回以上全換水する場合は、検査を省略することができる規定を設けたこと。

５　日常における環境衛生に係る学校環境衛生基準関係

１の(1)に準じ、温度の基準を見直したこと。

６　施行期日

平成３０年４月１日

第２　改正に係る留意事項

１　温度の基準について

温度の基準については、健康を保護し、かつ快適に学習する上で概ねその基準を遵守することが望ましいものであることに留意すること。

温熱環境は、温度、相対湿度、気流や個人の温冷感等により影響されやすいものであることから、教室等の環境の維持に当たっては、温度のみで判断せず、その他の環境条件及び児童生徒等の健康状態を観察した上で判断し、衣服による温度調節も含め適切な措置を講ずること。

２　浮遊粉じんの検査について

教室等の環境の変化とは、浮遊粉じんが生じ得るような教室内外の環境の変化をいい、変化が認められる場合は、検査を行う必要があること。

３　机、いすの高さの検査について

机、いすの高さについては、毎学年１回定期に適合状況を調べるより、児童生徒等の成長に合わせ、日常的に個別対応する方が適切であることから、本基準の検査項目から削除したものであること。

このことを踏まえ、学習能率の向上を図るため、日常的に、机、いすの適合状況に配慮し、疲労が少なく、生理的に自然な姿勢を保持できるような机、いすを配当する必要があること。

４　学校環境衛生管理マニュアルについて

学校における定期検査及び日常における環境衛生に関する点検の円滑な実施の一助となるよう、検査方法の詳細や留意事項等を示した「[改訂版]学校環境衛生管理マニュアル」（平成２２年３月文部科学省）について、今回の改正を踏まえ、改訂する予定としていること。

第３　学校環境衛生活動に係る留意事項

１　学校の設置者の責務について

学校の設置者においては、学校環境衛生活動が適切に実施されるよう、学校保健安全法（昭和３３年法律第５６号。以下「法」という。）第４条の規定に基づき、当該学校の施設及び設備並びに管理運営体制の整備充実その他の必要な措置を講ずるよう努められたいこと。

なお、「施設及び設備並びに管理運営体制の整備充実」については、例えば、検査器具など物的条件の整備、学校環境衛生検査委託費の財政措置等が考えられること。

また、学校の環境衛生に関し適正を欠く事項があり、改善措置が必要な場合において、校長より法第６条第３項の申出を受けた場合は、法第６条第２項を踏まえて適切な対応をとるよう努められたいこと。

【本件連絡先】
文部科学省初等中等教育局
健康教育・食育課　保健管理係
TEL：03-5253-4111(内線 2976)

※　以下は、今回（平成30年3月30日告示第60号）の改正を反映したもの。下線部が今回の改正箇所。

学校環境衛生基準

第１　教室等の環境に係る学校環境衛生基準

１　教室等の環境（換気、保温、採光、照明、騒音等の環境をいう。以下同じ。）に係る学校環境衛生基準は、次表の左欄に掲げる検査項目ごとに、同表の右欄のとおりとする。

検査項目		基準
換気及び保温等	(1) 換気	換気の基準として、二酸化炭素は、1500ppm 以下であることが望ましい。
	(2) 温度	17℃以上、28℃以下であることが望ましい。
	(3) 相対湿度	30％以上、80％以下であることが望ましい。
	(4) 浮遊粉じん	0.10mg／m^3 以下であること。
	(5) 気流	0.5m／秒以下であることが望ましい。
	(6) 一酸化炭素	10ppm 以下であること。
	(7) 二酸化窒素	0.06ppm 以下であることが望ましい。
	(8) 揮発性有機化合物	
	ア．ホルムアルデヒド	100μg／m^3 以下であること。
	イ．トルエン	260μg／m^3 以下であること。
	ウ．キシレン	870μg／m^3 以下であること。
	エ．パラジクロロベンゼン	240μg／m^3 以下であること。
	オ．エチルベンゼン	3800μg／m^3 以下であること。
	カ．スチレン	220μg／m^3 以下であること。
	(9) ダニ又はダニアレルゲン	100匹／m^2 以下又はこれと同等のアレルゲン量以下であること。
採光及び照明	(10) 照度	(ｱ) 教室及びそれに準ずる場所の照度の下限値は、300 lx（ルクス）とする。また、教室及び黒板の照度は、500 lx以上であることが望ましい。 (ｲ) 教室及び黒板のそれぞれの最大照度と最小照度の比は、20：1を超えないこと。また、10：1 を超えないことが望ましい。 (ｳ) コンピュータを使用する教室等の机上の照度は、500～1000 lx程度が望ましい。 (ｴ) テレビやコンピュータ等の画面の垂直面照度は、100～500 lx程度が望ましい。 (ｵ) その他の場所における照度は、工業標準化法（昭和24年法律第185号）に基づく日本工業規格（以下「日本工業規格」という。）Z9110に規定する学校施設の人工照明の照度基準に適合すること。
	(11) まぶしさ	(ｱ) 児童生徒等から見て、黒板の外側 15° 以内の範囲に輝きの強い光源（昼光の場合は窓）がないこと。 (ｲ) 見え方を妨害するような光沢が、黒板面及び机上面にないこと。 (ｳ) 見え方を妨害するような電灯や明るい窓等が、テレビ及びコンピュータ等の画面に映じていないこと。

騒音	(12) 騒音レベル	教室内の等価騒音レベルは、窓を閉じているときはLAeq 50dB（デシベル）以下、窓を開けているときはLAeq55dB以下であることが望ましい。

2　１の学校環境衛生基準の達成状況を調査するため、次表の左欄に掲げる検査項目ごとに、同表の右欄に掲げる方法又はこれと同等以上の方法により、検査項目（1）～（7）及び（10）～（12）については、毎学年２回、検査項目（8）及び（9）については、毎学年１回定期に検査を行うものとする。

検査項目			方法
換気及び保温等	(1) 換気		二酸化炭素は、検知管法により測定する。
	(2) 温度		0.5度目盛の温度計を用いて測定する。
	(3) 相対湿度		0.5度目盛の乾湿球湿度計を用いて測定する。
	(4) 浮遊粉じん		相対沈降径10μm 以下の浮遊粉じんをろ紙に捕集し、その質量による方法（Low-Volume Air Sampler 法）又は質量濃度変換係数（K）を求めて質量濃度を算出する相対濃度計を用いて測定する。
	(5) 気流		0.2m／秒以上の気流を測定することができる風速計を用いて測定する。
	(6) 一酸化炭素		検知管法により測定する。
	(7) 二酸化窒素		ザルツマン法により測定する。
	(8) 揮発性有機化合物		揮発性有機化合物の採取は、教室等内の温度が高い時期に行い、吸引方式では30分間で２回以上、拡散方式では８時間以上行う。
		ア．ホルムアルデヒド	ジニトロフェニルヒドラジン誘導体固相吸着／溶媒抽出法により採取し、高速液体クロマトグラフ法により測定する。
		イ．トルエン	固相吸着／溶媒抽出法、固相吸着／加熱脱着法、容器採取法のいずれかの方法により採取し、ガスクロマトグラフ－質量分析法により測定する。
		ウ．キシレン	
		エ．パラジクロロベンゼン	
		オ．エチルベンゼン	
		カ．スチレン	
	(9) ダニ又はダニアレルゲン		温度及び湿度が高い時期に、ダニの発生しやすい場所において１㎡を電気掃除機で１分間吸引し、ダニを捕集する。捕集したダニは、顕微鏡で計数するか、アレルゲンを抽出し、酵素免疫測定法によりアレルゲン量を測定する。

備考

一　検査項目（1）～（7）については、学校の授業中等に、各階１以上の教室等を選び、適当な場所１か所以上の机上の高さにおいて検査を行う。

検査項目（4）及び（5）については、空気の温度、湿度又は流量を調節する設備を使用している教室等以外の教室等においては、必要と認める場合に検査を行う。

検査項目(4)については、検査の結果が著しく基準値を下回る場合には、以後教室等の環境に変化が認められない限り、次回からの検査を省略することができる。

検査項目（6）及び（7）については、教室等において燃焼器具を使用していない場合に限り、検査を省略することができる。

二　検査項目（8）については、普通教室、音楽室、図工室、コンピュータ教室、体育館等必要と認める教室において検査を行う。

検査項目（8）ウ～カについては、必要と認める場合に検査を行う。

検査項目（8）については、児童生徒等がいない教室等において、30分以上換気の後５時間以

	上密閉してから採取し、ホルムアルデヒドにあっては高速液体クロマトグラフ法により、トルエン、キシレン、パラジクロロベンゼン、エチルベンゼン、スチレンにあってはガスクロマトグラフ一質量分析法により測定した場合に限り、その結果が著しく基準値を下回る場合には、以後教室等の環境に変化が認められない限り、次回からの検査を省略することができる。 三　検査項目（9）については、保健室の寝具、カーペット敷の教室等において検査を行う。	
採光及び照明	(10) 照度	日本工業規格 C1609 に規定する照度計の規格に適合する照度計を用いて測定する。 教室の照度は、図に示す9か所に最も近い児童生徒等の机上で測定し、それらの最大照度、最小照度で示す。 黒板の照度は、図に示す9か所の垂直面照度を測定し、それらの最大照度、最小照度で示す。 教室以外の照度は、床上75cmの水平照度を測定する。なお、体育施設及び幼稚園等の照度は、それぞれの実態に即して測定する。
	(11) まぶしさ	見え方を妨害する光源、光沢の有無を調べる。

図

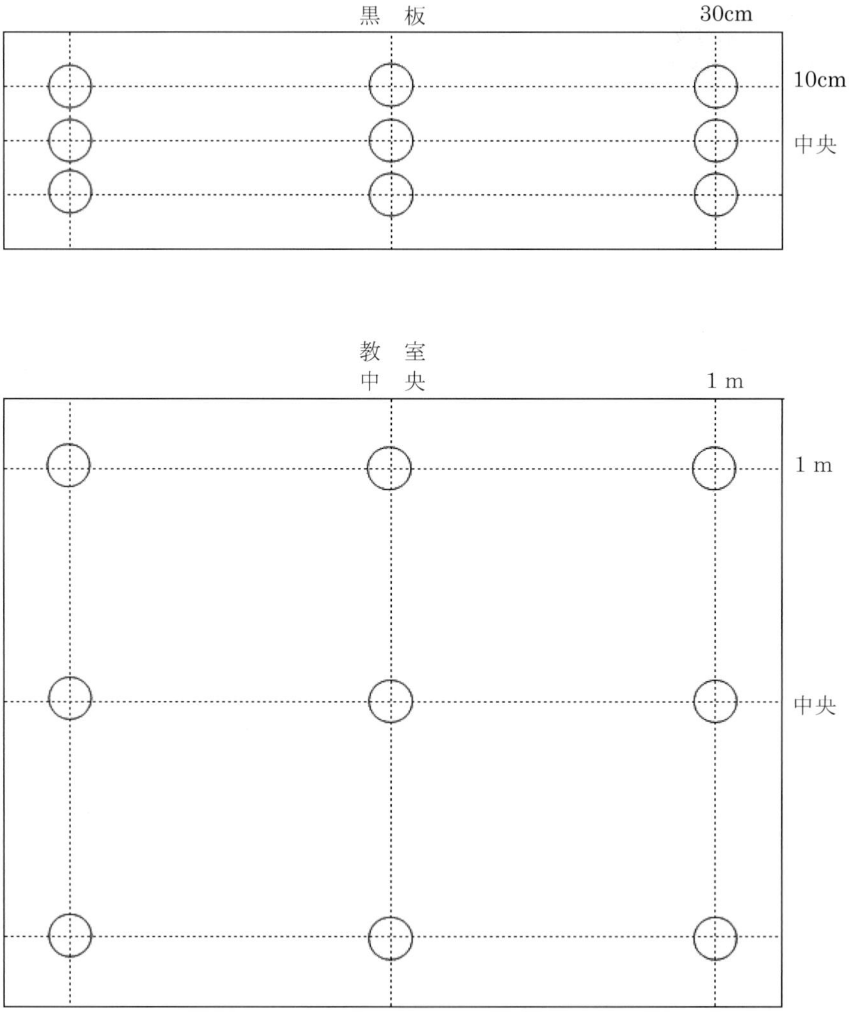

騒音	(12) 騒音レベル	普通教室に対する工作室、音楽室、廊下、給食施設及び運動場等の校内騒音の影響並びに道路その他の外部騒音の影響があるかどうかを調べ騒音の影響の大きな教室を選び、児童生徒等がいない状態で、教室の窓側と廊下側で、窓を閉じたときと開けたときの等価騒音レベルを測定する。 等価騒音レベルの測定は、日本工業規格 C1509 に規定する積分・平均機能を備える普通騒音計を用い、A特性で５分間、等価騒音レベルを測定する。 なお、従来の普通騒音計を用いる場合は、普通騒音から等価騒音を換算するための計算式により等価騒音レベルを算出する。 特殊な騒音源がある場合は、日本工業規格 Z8731 に規定する騒音レベル測定法に準じて行う。
	備考 一 検査項目（12）において、測定結果が著しく基準値を下回る場合には、以後教室等の内外の環境に変化が認められない限り、次回からの検査を省略することができる。	

第２　飲料水等の水質及び施設・設備に係る学校環境衛生基準

１　飲料水等の水質及び施設・設備に係る学校環境衛生基準は、次表の左欄に掲げる検査項目ごとに、同表の右欄のとおりとする。

検査項目			基準
水質	(1) 水道水を水源とする飲料水（専用水道を除く。）の水質		
		ア．一般細菌	水質基準に関する省令（平成15年厚生労働省令第101号）の表の下欄に掲げる基準による。
		イ．大腸菌	
		ウ．塩化物イオン	
		エ．有機物（全有機炭素（ＴＯＣ）の量）	
		オ．ｐＨ値	
		カ．味	
		キ．臭気	
		ク．色度	
		ケ．濁度	
		コ．遊離残留塩素	水道法施行規則（昭和32年厚生省令第45号）第17条第１項第３号に規定する遊離残留塩素の基準による。
	(2) 専用水道に該当しない井戸水等を水源とする飲料水の水質		
		ア．専用水道（水道法（昭和32年法律第177号）第３条第６項に規定する「専用水道」をいう。以下同じ。）が実施すべき水質検査の項目	水質基準に関する省令の表の下欄に掲げる基準による。
		イ．遊離残留塩素	水道法施行規則第17条第１項第３号に規定する遊離残留塩素の基準による。
	(3) 専用水道（水道水を水源とする場合を除く。）及び専用水道に該当しない井戸水等を水源とする飲料水の原水の水質		
		ア．一般細菌	水質基準に関する省令の表の下欄に掲げる基準による。

		イ．大腸菌	
		ウ．塩化物イオン	
		エ．有機物（全有機炭素（ＴＯＣ）の量）	
		オ．ｐＨ値	
		カ．味	
		キ．臭気	
		ク．色度	
		ケ．濁度	
	(4) 雑用水の水質		
		ア．ｐＨ値	5.8 以上 8.6 以下であること。
		イ．臭気	異常でないこと。
		ウ．外観	ほとんど無色透明であること。
		エ．大腸菌	検出されないこと。
		オ．遊離残留塩素	0.1mg／L（結合残留塩素の場合は0.4mg／L）以上であること。
施設・設備	(5) 飲料水に関する施設・設備		
		ア．給水源の種類	上水道、簡易水道、専用水道、簡易専用水道及び井戸その他の別を調べる。
		イ．維持管理状況等	(ア) 配管、給水栓、給水ポンプ、貯水槽及び浄化設備等の給水施設・設備は、外部からの汚染を受けないように管理されていること。また、機能は適切に維持されていること。 (イ) 給水栓は吐水口空間が確保されていること。 (ウ) 井戸その他を給水源とする場合は、汚水等が浸透、流入せず、雨水又は異物等が入らないように適切に管理されていること。 (エ) 故障、破損、老朽又は漏水等の箇所がないこと。 (オ) 塩素消毒設備又は浄化設備を設置している場合は、その機能が適切に維持されていること。
		ウ．貯水槽の清潔状態	貯水槽の清掃は、定期的に行われていること。
	(6) 雑用水に関する施設・設備		(ア) 水管には、雨水等雑用水であることを表示していること。 (イ) 水栓を設ける場合は、誤飲防止の構造が維持され、飲用不可である旨表示していること。 (ウ) 飲料水による補給を行う場合は、逆流防止の構造が維持されていること。 (エ) 貯水槽は、破損等により外部からの汚染を受けず、その内部は清潔であること。 (オ) 水管は、漏水等の異常が認められないこと。

2　１の学校環境衛生基準の達成状況を調査するため、次表の左欄に掲げる検査項目ごとに、同表の右欄に掲げる方法又はこれと同等以上の方法により、検査項目（1）については、毎学年１回、検査項目（2）については、水道法施行規則第54条において準用する水道法施行規則第15条に規定する専用水道が実施すべき水質検査の回数、検査項目（3）については、毎学年１回、検査項目（4）については、毎学年２回、検査項目（5）については、水道水を水源とする飲料水にあっては、毎学年１回、井戸水等を水源とする飲料水にあっては、毎学年２回、検査項目（6）については、毎学年２回定期に検査を行うものとする。

検査項目			方法
水質	(1) 水道水を水源とする飲料水（専用水道を除く）の水質		
		ア．一般細菌	水質基準に関する省令の規定に基づき厚生労働大臣が定める方法（平成15年厚生労働省告示第261号）により測定する。
		イ．大腸菌	
		ウ．塩化物イオン	
		エ．有機物（全有機炭素（ＴＯＣ）の量）	
		オ．ｐＨ値	
		カ．味	
		キ．臭気	
		ク．色度	
		ケ．濁度	
		コ．遊離残留塩素	水道法施行規則第17条第２項の規定に基づき厚生労働大臣が定める遊離残留塩素及び結合残留塩素の検査方法（平成15年厚生労働省告示第318号）により測定する。
		備考 一　検査項目（1）については、貯水槽がある場合には、その系統ごとに検査を行う。	
	(2) 専用水道に該当しない井戸水等を水源とする飲料水の水質		
		ア．専用水道が実施すべき水質検査の項目	水質基準に関する省令の規定に基づき厚生労働大臣が定める方法により測定する。
		イ．遊離残留塩素	水道法施行規則第17条第２項の規定に基づき厚生労働大臣が定める遊離残留塩素及び結合残留塩素の検査方法により測定する。
	(3) 専用水道（水道水を水源とする場合を除く。）及び専用水道に該当しない井戸水等を水源とする飲料水の原水の水質		
		ア．一般細菌	水質基準に関する省令の規定に基づき厚生労働大臣が定める方法により測定する。
		イ．大腸菌	
		ウ．塩化物イオン	
		エ．有機物（全有機炭素（ＴＯＣ）の量）	
		オ．ｐＨ値	
		カ．味	
		キ．臭気	
		ク．色度	
		ケ．濁度	
	(4) 雑用水の水質		
		ア．ｐＨ値	水質基準に関する省令の規定に基づき厚生労働大臣が定める方法により測定する。
		イ．臭気	
		ウ．外観	目視によって、色、濁り、泡立ち等の程度を調べる。

		エ．大腸菌	水質基準に関する省令の規定に基づき厚生労働大臣が定める方法により測定する。
		オ．遊離残留塩素	水道法施行規則第17条第２項の規定に基づき厚生労働大臣が定める遊離残留塩素及び結合残留塩素の検査方法により測定する。
施設・設備	(5) 飲料水に関する施設・設備		
		ア．給水源の種類	給水施設の外観や貯水槽内部を点検するほか、設備の図面、貯水槽清掃作業報告書等の書類について調べる。
		イ．維持管理状況等	
		ウ．清潔状態	
	(6) 雑用水に関する施設・設備		施設の外観や貯水槽等の内部を点検するほか、設備の図面等の書類について調べる。

第３　学校の清潔、ネズミ、衛生害虫等及び教室等の備品の管理に係る学校環境衛生基準

１　学校の清潔、ネズミ、衛生害虫等及び教室等の備品の管理に係る学校環境衛生基準は、次表の左欄に掲げる検査項目ごとに、同表の右欄のとおりとする。

検査項目		基準
学校の清潔	(1) 大掃除の実施	大掃除は、定期に行われていること。
	(2) 雨水の排水溝等	屋上等の雨水排水溝に、泥や砂等が堆積していないこと。また、雨水配水管の末端は、砂や泥等により管径が縮小していないこと。
	(3) 排水の施設・設備	汚水槽、雑排水槽等の施設・設備は、故障等がなく適切に機能していること。
ネズミ、衛生害虫等	(4) ネズミ、衛生害虫等	校舎、校地内にネズミ、衛生害虫等の生息が認められないこと。
教室等の備品の管理	(5) 黒板面の色彩	(ｱ) 無彩色の黒板面の色彩は、明度が３を超えないこと。 (ｲ) 有彩色の黒板面の色彩は、明度及び彩度が４を超えないこと。

２　１の学校環境衛生基準の達成状況を調査するため、次表の左欄に掲げる検査項目ごとに、同表の右欄に掲げる方法又はこれと同等以上の方法により、検査項目（1）については、毎学年３回、検査項目（2）～（5）については、毎学年１回定期に検査を行うものとする。

検査項目		方法
学校の清潔	(1) 大掃除の実施	清掃方法及び結果を記録等により調べる。
	(2) 雨水の排水溝等	雨水の排水溝等からの排水状況を調べる。
	(3) 排水の施設・設備	汚水槽、雑排水槽等の施設・設備からの排水状況を調べる。

ネズミ、衛生害虫等	(4) ネズミ、衛生害虫等	ネズミ、衛生害虫等の生態に応じて、その生息、活動の有無及びその程度等を調べる。
教室等の備品の管理	(5) 黒板面の色彩	明度、彩度の検査は、黒板検査用色票を用いて行う。

第４　水泳プールに係る学校環境衛生基準

１　水泳プールに係る学校環境衛生基準は、次表の左欄に掲げる検査項目ごとに、同表の右欄のとおりとする。

検査項目		基準
水質	(1) 遊離残留塩素	0.4mg／L以上であること。また、1.0mg／L以下であることが望ましい。
	(2) ｐＨ値	5.8 以上 8.6 以下であること。
	(3) 大腸菌	検出されないこと。
	(4) 一般細菌	１mL中200コロニー以下であること。
	(5) 有機物等（過マンガン酸カリウム消費量）	12mg／L以下であること。
	(6) 濁度	２度以下であること。
	(7) 総トリハロメタン	0.2mg／L以下であることが望ましい。
	(8) 循環ろ過装置の処理水	循環ろ過装置の出口における濁度は、0.5 度以下であること。また、0.1 度以下であることが望ましい。
施設・設備の衛生状態	(9) プール本体の衛生状況等	(ｱ) プール水は、定期的に全換水するとともに、清掃が行われていること。 (ｲ) 水位調整槽又は還水槽を設ける場合は、点検及び清掃を定期的に行うこと。
	(10) 浄化設備及びその管理状況	(ｱ) 循環浄化式の場合は、ろ材の種類、ろ過装置の容量及びその運転時間が、プール容積及び利用者数に比して十分であり、その管理が確実に行われていること。 (ｲ) オゾン処理設備又は紫外線処理設備を設ける場合は、その管理が確実に行われていること。
	(11) 消毒設備及びその管理状況	(ｱ) 塩素剤の種類は、次亜塩素酸ナトリウム液、次亜塩素酸カルシウム又は塩素化イソシアヌル酸のいずれかであること。 (ｲ) 塩素剤の注入が連続注入式である場合は、その管理が確実に行われていること。
	(12) 屋内プール	
	ア．空気中の二酸化炭素	1500ppm 以下が望ましい。
	イ．空気中の塩素ガス	0.5ppm 以下が望ましい。

		ウ．水平面照度	200 lx 以上が望ましい。
	備考 一　検査項目（9）については、浄化設備がない場合には、汚染を防止するため、１週間に１回以上換水し、換水時に清掃が行われていること。この場合、腰洗い槽を設置することが望ましい。 　また、プール水等を排水する際には、事前に残留塩素を低濃度にし、その確認を行う等、適切な処理が行われていること。		

2　１の学校環境衛生基準の達成状況を調査するため、次表の左欄に掲げる検査項目ごとに、同表の右欄に掲げる方法又はこれと同等以上の方法により、検査項目（1）～（6）については、使用日の積算が30日以内ごとに１回、検査項目（7）ついては、使用期間中の適切な時期に１回以上、検査項目（8）～（12）については、毎学年１回定期に検査を行うものとする。

検査項目			方法
水質	(1) 遊離残留塩素		水道法施行規則第17条第２項の規定に基づき厚生労働大臣が定める遊離残留塩素及び結合残留塩素の検査方法により測定する。
	(2) ｐＨ値		水質基準に関する省令の規定に基づき厚生労働大臣が定める方法により測定する。
	(3) 大腸菌		
	(4) 一般細菌		
	(5) 有機物等（過マンガン酸カリウム消費量）		過マンガン酸カリウム消費量として、滴定法による。
	(6) 濁度		水質基準に関する省令の規定に基づき厚生労働大臣が定める方法により測定する。
	(7) 総トリハロメタン		
	(8) 循環ろ過装置の処理水		
	備考 一　検査項目（7）については、プール水を1週間に1回以上全換水する場合は、検査を省略することができる。		
施設・設備の衛生状態	(9) プール本体の衛生状況等		プール本体の構造を点検するほか、水位調整槽又は還水槽の管理状況を調べる。
	(10) 浄化設備及びその管理状況		プールの循環ろ過器等の浄化設備及びその管理状況を調べる。
	(11) 消毒設備及びその管理状況		消毒設備及びその管理状況について調べる。
	(12) 屋内プール		
		ア．空気中の二酸化炭素	検知管法により測定する。
		イ．空気中の塩素ガス	検知管法により測定する。
		ウ．水平面照度	日本工業規格 C1609 に規定する照度計の規格に適合する照度計を用いて測定する。

第５　日常における環境衛生に係る学校環境衛生基準

1　学校環境衛生の維持を図るため、第１から第４に掲げる検査項目の定期的な環境衛生検査等のほか、次表の左欄に掲げる検査項目について、同表の右欄の基準のとおり、毎授業日に点検を行うものとする。

検査項目		基準
教	(1) 換気	(ｱ) 外部から教室に入ったとき、不快な刺激や臭気がないこと。 (ｲ) 換気が適切に行われていること。

室等の環境	(2) 温度	17℃以上、28℃以下であることが望ましい。
	(3) 明るさとまぶしさ	(ア) 黒板面や机上等の文字、図形等がよく見える明るさがあること。 (イ) 黒板面、机上面及びその周辺に見え方を邪魔するまぶしさがないこと。 (ウ) 黒板面に光るような箇所がないこと。
	(4) 騒音	学習指導のための教師の声等が聞き取りにくいことがないこと。
飲料水等の水質及び施設・設備	(5) 飲料水の水質	(ア) 給水栓水については、遊離残留塩素が0.1mg／L以上保持されていること。ただし、水源が病原生物によって著しく汚染されるおそれのある場合には、遊離残留塩素が0.2mg／L以上保持されていること。 (イ) 給水栓水については、外観、臭気、味等に異常がないこと。 (ウ) 冷水器等飲料水を貯留する給水器具から供給されている水についても、給水栓水と同様に管理されていること。
	(6) 雑用水の水質	(ア) 給水栓水については、遊離残留塩素が0.1mg／L以上保持されていること。ただし、水源が病原生物によって著しく汚染されるおそれのある場合には、遊離残留塩素が0.2mg／L以上保持されていること。 (イ) 給水栓水については、外観、臭気に異常がないこと。
	(7) 飲料水等の施設・設備	(ア) 水飲み、洗口、手洗い場及び足洗い場並びにその周辺は、排水の状況がよく、清潔であり、その設備は破損や故障がないこと。 (イ) 配管、給水栓、給水ポンプ、貯水槽及び浄化設備等の給水施設・設備並びにその周辺は、清潔であること。
学校の清潔及びネズミ、衛生害虫等	(8) 学校の清潔	(ア) 教室、廊下等の施設及び机、いす、黒板等教室の備品等は、清潔であり、破損がないこと。 (イ) 運動場、砂場等は、清潔であり、ごみや動物の排泄物等がないこと。 (ウ) 便所の施設・設備は、清潔であり、破損や故障がないこと。 (エ) 排水溝及びその周辺は、泥や砂が堆積しておらず、悪臭がないこと。 (オ) 飼育動物の施設・設備は、清潔であり、破損がないこと。 (カ) ごみ集積場及びごみ容器等並びにその周辺は、清潔であること。
	(9) ネズミ、衛生害虫等	校舎、校地内にネズミ、衛生害虫等の生息が見られないこと。
水泳プールの管理	(10) プール水等	(ア) 水中に危険物や異常なものがないこと。 (イ) 遊離残留塩素は、プールの使用前及び使用中1時間ごとに1回以上測定し、その濃度は、どの部分でも0.4mg／L以上保持されていること。また、遊離残留塩素は1.0mg／L以下が望ましい。 (ウ) ｐＨ値は、プールの使用前に1回測定し、ｐＨ値が基準値程度に保たれていることを確認すること。 (エ) 透明度に常に留意し、プール水は、水中で3m離れた位置からプールの壁面が明確に見える程度に保たれていること。
	(11) 附属施設・設備等	プールの附属施設・設備、浄化設備及び消毒設備等は、清潔であり、破損や故障がないこと。

2　点検は、官能法によるもののほか、第1から第4に掲げる検査方法に準じた方法で行うものとする。

第6　雑則

1　学校においては、次のような場合、必要があるときは、臨時に必要な検査を行うものとする。

(1)　感染症又は食中毒の発生のおそれがあり、また、発生したとき。

(2)　風水害等により環境が不潔になり又は汚染され、感染症の発生のおそれがあるとき。

(3)　新築、改築、改修等及び机、いす、コンピュータ等新たな学校用備品の搬入等により揮発性有機化合物の発生のおそれがあるとき。

(4)　その他必要なとき。

2　臨時に行う検査は、定期に行う検査に準じた方法で行うものとする。

3　定期及び臨時に行う検査の結果に関する記録は、検査の日から5年間保存するものとする。また、毎授業日に行う点検の結果は記録するよう努めるとともに、その記録を点検日から3年間保存するよう努めるものとする。

4　検査に必要な施設・設備等の図面等の書類は、必要に応じて閲覧できるように保存するものとする。

○文部科学省告示第六十四号

学校給食法（昭和二十九年法律第百六十号）第九条第一項の規定に基づき、学校給食衛生管理基準を次のように定め、平成二十一年四月一日から施行する。

平成二十一年三月三十一日

文部科学大臣　塩谷　立

学校給食衛生管理基準

第１　総則

１　学校給食を実施する都道府県教育委員会及び市区町村教育委員会（以下「教育委員会」という。）、附属学校を設置する国立大学法人及び私立学校の設置者（以下「教育委員会等」という。）は、自らの責任において、必要に応じて、保健所の協力、助言及び援助（食品衛生法（昭和二十二年法律第二百三十三号）に定める食品衛生監視員による監視指導を含む。）を受けつつ、ＨＡＣＣＰ（コーデックス委員会（国連食糧農業機関／世界保健機関合同食品規格委員会）総会において採択された「危害分析・重要管理点方式とその適用に関するガイドライン」に規定されたＨＡＣＣＰ（Hazard Analysis and Critical Control Point：危害分析・重要管理点）をいう。）の考え方に基づき単独調理場、共同調理場（調理等の委託を行う場合を含む。以下「学校給食調理場」という。）並びに共同調理場の受配校の施設及び設備、食品の取扱い、調理作業、衛生管理体制等について実態把握に努め、衛生管理上の問題がある場合には、学校医又は学校薬剤師の協力を得て速やかに改善措置を図ること。

第２　学校給食施設及び設備の整備及び管理に係る衛生管理基準

１　学校給食施設及び設備の整備及び管理に係る衛生管理基準は、次の各号に掲げる項目ごとに、次のとおりとする。

（１）学校給食施設

①共通事項

一　学校給食施設は、衛生的な場所に設置し、食数に適した広さとすること。また、随時施設の点検を行い、その実態の把握に努めるとともに、施設の新増築、改築、修理その他の必要な措置を講じること。

二　学校給食施設は、別添の「学校給食施設の区分」に従い区分することとし、調理場（学校給食調理員が調理又は休憩等を行う場所であって、別添中区分の欄に示す「調理場」をいう。以下同じ。）は、二次汚染防止の観点から、汚染作業区域、非汚染作業区域及びその他の区域（それぞれ別添中区分の欄に示す「汚染作業区域」、「非汚染作業区域」及び「その他の区域（事務室等を除く。）」をいう。以下同じ。）に部屋単位で区分すること。ただし、洗浄室は、使用状況に応じて汚染作業区域又は非汚染作業区域に区分することが適当であることから、別途区分すること。また、検収、保管、下処理、調理及び配膳の各作業区域並びに更衣休憩にあてる区域及び前室に区分するよう努めること。

三　ドライシステムを導入するよう努めること。また、ドライシステムを導入していない調理場においてもドライ運用を図ること。

四　作業区域（別添中区分の欄に示す「作業区域」をいう。以下同じ。）の外部に開放される箇所にはエアカーテンを備えるよう努めること。

五　学校給食施設は、設計段階において保健所及び学校薬剤師等の助言を受けるとともに、栄養教諭又は学校栄養職員（以下「栄養教諭等」という。）その他の関係者の意見を取り入れ整備すること。

②作業区域内の施設

一　食品を取り扱う場所（作業区域のうち洗浄室を除く部分をいう。以下同じ。）は、内部の温度及び湿度管理が適切に行える空調等を備えた構造とするよう努めること。

二　食品の保管室は、専用であること。また、衛生面に配慮した構造とし、食品の搬入及び搬出に当たって、調理室を経由しない構造及び配置とすること。

三　外部からの汚染を受けないような構造の検収室を設けること。

四　排水溝は、詰まり又は逆流がおきにくく、かつ排水が飛散しない構造及び配置とすること。

五　釜周りの排水が床面に流れない構造とすること。

六　配膳室は、外部からの異物の混入を防ぐため、廊下等と明確に区分すること。また、その出入口には、原則として施錠設備を設けること。

③その他の区域の施設

一　廃棄物（調理場内で生じた廃棄物及び返却された残菜をいう。以下同じ。）の保管場所は、調理場外の適切な場所に設けること。

二　学校給食従事者専用の便所は、食品を取り扱う場所及び洗浄室から直接出入りできない構造とすること。また、食品を取り扱う場所及び洗浄室から３m以上離れた場所に設けるよう努めること。さらに、便所の個室の前に調理衣を着脱できる場所を設けるよう努めること。

（2）学校給食設備

①共通事項

一　機械及び機器については、可動式にするなど、調理過程に合った作業動線となるよう配慮した配置であること。

二　全ての移動性の器具及び容器は、衛生的に保管するため、外部から汚染されない構造の保管設備を設けること。

三　給水給湯設備は、必要な数を使用に便利な位置に設置し、給水栓は、直接手指を触れることのないよう、肘等で操作できるレバー式等であること。

四　共同調理場においては、調理した食品を調理後２時間以内に給食できるようにするための配送車を必要台数確保すること。

②調理用の機械、機器、器具及び容器

一　食肉類、魚介類、卵、野菜類、果実類等食品の種類ごとに、それぞれ専用に調理用の器具及び容器を備えること。また、それぞれの調理用の器具及び容器は、下処理用、調理用、加熱調理済食品用等調理の過程ごとに区別すること。

二　調理用の機械、機器、器具及び容器は、洗浄及び消毒ができる材質、構造であり、衛生的に保管できるものであること。また、食数に適した大きさと数量を備えること。

三　献立及び調理内容に応じて、調理作業の合理化により衛生管理を充実するため、焼き物機、揚げ物機、真空冷却機、中心温度管理機能付き調理機等の調理用の機械及び機器を備えるよう努めること。

③シンク

一　シンクは、食数に応じてゆとりのある大きさ、深さであること。また、下処理室における加熱調理用食品、非加熱調理用食品及び器具の洗浄に用いるシンクは別々に設置するとともに、三槽式構造とすること。さらに、調理室においては、食品用及び器具等の洗浄用のシンクを共用しないこと。あわせて、その他の用途用のシンクについても相互汚染しないよう努めること。

④冷蔵及び冷凍設備

一　冷蔵及び冷凍設備は、食数に応じた広さがあるものを原材料用及び調理用等に整備し、共用を避けること。

⑤温度計及び湿度計

一　調理場内の適切な温度及び湿度の管理のために、適切な場所に正確な温度計及び湿度計を備えること。また、冷蔵庫・冷凍庫の内部及び食器消毒庫その他のために、適切な場所に正確な温度計を備えること。

⑥廃棄物容器等

一　ふた付きの廃棄物専用の容器を廃棄物の保管場所に備えること。

二　調理場には、ふた付きの残菜入れを備えること。

⑦学校給食従事者専用手洗い設備等

一　学校給食従事者の専用手洗い設備は、前室、便所の個室に設置するとともに、作業区分ごとに使用しやすい位置に設置すること。

二　肘まで洗える大きさの洗面台を設置するとともに、給水栓は、直接手指を触れることのないよう、肘等で操作できるレバー式、足踏み式又は自動式等の温水に対応した方式であること。

三　学校食堂等に、児童生徒等の手洗い設備を設けること。

（3）学校給食施設及び設備の衛生管理

一　学校給食施設及び設備は、清潔で衛生的であること。
二　冷蔵庫、冷凍庫及び食品の保管室は、整理整頓すること。また、調理室には、調理作業に不必要な物品等を置かないこと。
三　調理場は、換気を行い、温度は２５℃以下、湿度は８０％以下に保つよう努めること。また、調理室及び食品の保管室の温度及び湿度並びに冷蔵庫及び冷凍庫内部の温度を適切に保ち、これらの温度及び湿度は毎日記録すること。
四　調理場内の温度計及び湿度計は、定期的に検査を行うこと。
五　調理場の給水、排水、採光、換気等の状態を適正に保つこと。また、夏期の直射日光を避ける設備を整備すること。
六　学校給食施設及び設備は、ねずみ及びはえ、ごきぶり等衛生害虫の侵入及び発生を防止するため、侵入防止措置を講じること。また、ねずみ及び衛生害虫の発生状況を１ヶ月に１回以上点検し、発生を確認したときには、その都度駆除をすることとし、必要な場合には、補修、整理整頓、清掃、清拭、消毒等を行い、その結果を記録すること。なお、殺そ剤又は殺虫剤を使用する場合は、食品を汚染しないようその取扱いに十分注意すること。さらに、学校給食従事者専用の便所については、特に衛生害虫に注意すること。
七　学校給食従事者専用の便所には、専用の履物を備えること。また、定期的に清掃及び消毒を行うこと。
八　学校給食従事者専用の手洗い設備は、衛生的に管理するとともに、石けん液、消毒用アルコール及びペーパータオル等衛生器具を常備すること。また、布タオルの使用は避けること。さらに、前室の手洗い設備には個人用爪ブラシを常備すること。
九　食器具、容器及び調理用の器具は、使用後、でん粉及び脂肪等が残留しないよう、確実に洗浄するとともに、損傷がないように確認し、熱風保管庫等により適切に保管すること。また、フードカッター、野菜切り機等調理用の機械及び機器は、使用後に分解して洗浄及び消毒した後、乾燥させること。さらに、下処理室及び調理室内における機械、容器等の使用後の洗浄及び消毒は、全ての食品が下処理室及び調理室から搬出された後に行うよう努めること。
十　天井の水滴を防ぐとともに、かびの発生の防止に努めること。
十一　床は破損箇所がないよう管理すること。
十二　清掃用具は、整理整頓し、所定の場所に保管すること。また、汚染作業区域と非汚染作業区域の共用を避けること。

2　学校薬剤師等の協力を得て（１）の各号に掲げる事項について、毎学年１回定期に、（２）及び（３）の各号に掲げる事項については、毎学年３回定期に、検査を行い、その実施記録を保管すること。

第３　調理の過程等における衛生管理に係る衛生管理基準

1　調理の過程等における衛生管理に係る衛生管理基準は、次の各号に掲げる項目ごとに、次のとおりとする。

（１）献立作成
一　献立作成は、学校給食施設及び設備並びに人員等の能力に応じたものとするとともに、衛生的な作業工程及び作業動線となるよう配慮すること。
二　高温多湿の時期は、なまもの、和えもの等については、細菌の増殖等が起こらないように配慮すること。
三　保健所等から情報を収集し、地域における感染症、食中毒の発生状況に配慮すること。
四　献立作成委員会を設ける等により、栄養教諭等、保護者その他の関係者の意見を尊重すること。
五　統一献立（複数の学校で共通して使用する献立をいう。）を作成するに当たっては、食品の品質管理又は確実な検収を行う上で支障を来すことがないよう、一定の地域別又は学校種別等の単位に分けること等により適正な規模での作成に努めること。

（２）学校給食用食品の購入
①共通事項
一　学校給食用食品（以下「食品」という。）の購入に当たっては、食品選定のための委員会等を設ける等により、栄養教諭等、保護者その他の関係者の意見を尊重すること。また、必要に応じて衛生管理に関する専門家の助言及び協力を受けられるような仕組みを整えること。
二　食品の製造を委託する場合には、衛生上信用のおける製造業者を選定すること。また、製造業者の有する設備、人員等から見た能力に応じた委託とすることとし、委託者において、随時点検を行い、記録を残し、事故発生の防止に努めること。
②食品納入業者
一　保健所等の協力を得て、施設の衛生面及び食品の取扱いが良好で衛生上信用のおける食品納入業者を選定すること。
二　食品納入業者又は納入業者の団体等との間に連絡会を設け、学校給食の意義、役割及び衛生管理の在り方について定期的な意見交換を行う等により、食品納入業者の衛生管理の啓発に努めること。
三　売買契約に当たって、衛生管理に関する事項を取り決める等により、業者の検便、衛生環境の整備等について、食品納入業者に自主的な取組を促すこと。
四　必要に応じて、食品納入業者の衛生管理の状況を確認すること。

第Ⅲ章

五　原材料及び加工食品について、製造業者若しくは食品納入業者等が定期的に実施する微生物及び理化学検査の結果、又は生産履歴等を提出させること。また、検査等の結果については、保健所等への相談等により、原材料として不適と判断した場合には、食品納入業者の変更等適切な措置を講じること。さらに、検査結果を保管すること。

③食品の選定

一　食品は、過度に加工したものは避け、鮮度の良い衛生的なものを選定するよう配慮すること。また、有害なもの又はその疑いのあるものは避けること。

二　有害若しくは不必要な着色料、保存料、漂白剤、発色剤その他の食品添加物が添加された食品、又は内容表示、消費期限及び賞味期限並びに製造業者、販売業者等の名称及び所在地、使用原材料及び保存方法が明らかでない食品については使用しないこと。また、可能な限り、使用原材料の原産国についての記述がある食品を選定すること。

三　保健所等から情報提供を受け、地域における感染症、食中毒の発生状況に応じて、食品の購入を考慮すること。

（３）食品の検収・保管等

一　検収は、あらかじめ定めた検収責任者が、食品の納入に立会し、品名、数量、納品時間、納入業者名、製造業者名及び所在地、生産地、品質、鮮度、箱、袋の汚れ、破れその他の包装容器等の状況、異物混入及び異臭の有無、消費期限又は賞味期限、製造年月日、品温（納入業者が運搬の際、適切な温度管理を行っていたかどうかを含む。）、年月日表示、ロット（一の製造期間内に一連の製造工程により均質性を有するように製造された製品の一群をいう。以下同じ。）番号その他のロットに関する情報について、毎日、点検を行い、記録すること。また、納入業者から直接納入する食品の検収は、共同調理場及び受配校において適切に分担し実施するとともに、その結果を記録すること。

二　検収のために必要な場合には、検収責任者の勤務時間を納入時間に合わせて割り振ること。

三　食肉類、魚介類等生鮮食品は、原則として、当日搬入するとともに、一回で使い切る量を購入すること。また、当日搬入できない場合には、冷蔵庫等で適切に温度管理するなど衛生管理に留意すること。

四　納入業者から食品を納入させるに当たっては、検収室において食品の受け渡しを行い、下処理室及び調理室に立ち入らせないこと。

五　食品は、検収室において、専用の容器に移し替え、下処理室及

び食品の保管室にダンボール等を持ち込まないこと。また、検収室内に食品が直接床面に接触しないよう床面から６０ｃｍ以上の高さの置台を設けること。

六　食品を保管する必要がある場合には、食肉類、魚介類、野菜類等食品の分類ごとに区分して専用の容器で保管する等により、原材料の相互汚染を防ぎ、衛生的な管理を行うこと。また、別紙「学校給食用食品の原材料、製品等の保存基準」に従い、棚又は冷蔵冷凍設備に保管すること。

七　牛乳については、専用の保冷庫等により適切な温度管理を行い、新鮮かつ良好なものが飲用に供されるよう品質の保持に努めること。

八　泥つきの根菜類等の処理は、検収室で行い、下処理室を清潔に保つこと。

（４）調理過程

①共通事項

一　給食の食品は、原則として、前日調理を行わず、全てその日に学校給食調理場で調理し、生で食用する野菜類、果実類等を除き、加熱処理したものを給食すること。また、加熱処理する食品については、中心部温度計を用いるなどにより、中心部が７５℃で１分間以上（二枚貝等ノロウイルス汚染のおそれのある食品の場合は８５℃で１分間以上）又はこれと同等以上の温度まで加熱されていることを確認し、その温度と時間を記録すること。さらに、中心温度計については、定期的に検査を行い、正確な機器を使用すること。

二　野菜類の使用については、二次汚染防止の観点から、原則として加熱調理すること。また、教育委員会等において、生野菜の使用に当たっては、食中毒の発生状況、施設及び設備の状況、調理過程における二次汚染防止のための措置、学校給食調理員の研修の実施、管理運営体制の整備等の衛生管理体制の実態、並びに生野菜の食生活に果たす役割等を踏まえ、安全性を確認しつつ、加熱調理の有無を判断すること。さらに、生野菜の使用に当たっては、流水で十分洗浄し、必要に応じて、消毒するとともに、消毒剤が完全に洗い落とされるまで流水で水洗いすること。

三　和えもの、サラダ等の料理の混ぜ合わせ、料理の配食及び盛りつけに際しては、清潔な場所で、清潔な器具を使用し、料理に直接手を触れないよう調理すること。

四　和えもの、サラダ等については、各食品を調理後速やかに冷却機等で冷却を行った上で、冷却後の二次汚染に注意し、冷蔵庫等で保管するなど適切な温度管理を行うこと。また、やむを得ず水で冷却する場合は、直前に使用水の遊離残留塩素が０．１ｍｇ／

Ｌ以上であることを確認し、確認した数値及び時間を記録すること。さらに、和える時間を配食の直前にするなど給食までの時間の短縮を図り、調理終了時に温度及び時間を記録すること。

五　マヨネーズは、つくらないこと。

六　缶詰は、缶の状態、内壁塗装の状態等を注意すること。

②使用水の安全確保

一　使用水は、学校環境衛生基準（平成二十一年文部科学省告示第六十号）に定める基準を満たす飲料水を使用すること。また、毎日、調理開始前に十分流水した後及び調理終了後に遊離残留塩素が０．１ｍｇ／Ｌ以上であること並びに外観、臭気、味等について水質検査を実施し、その結果を記録すること。

二　使用水について使用に不適な場合は、給食を中止し速やかに改善措置を講じること。また、再検査の結果使用した場合は、使用した水１Ｌを保存食用の冷凍庫に－２０℃以下で２週間以上保存すること。

三　貯水槽を設けている場合は、専門の業者に委託する等により、年１回以上清掃すること。また、清掃した証明書等の記録は１年間保管すること。

③二次汚染の防止

一　献立ごとに調理作業の手順、時間及び担当者を示した調理作業工程表並びに食品の動線を示した作業動線図を作成すること。また、調理作業工程表及び作業動線図を作業前に確認し、作業に当たること。

二　調理場における食品及び調理用の器具及び容器は、床面から６０ｃｍ以上の高さの置台の上に置くこと。

三　食肉、魚介類及び卵は、専用の容器、調理用の機器及び器具を使用し、他の食品への二次汚染を防止すること。

四　調理作業中の食品並びに調理用の機械、機器、器具及び容器の汚染の防止の徹底を図ること。また、包丁及びまな板類については食品別及び処理別の使い分けの徹底を図ること。

五　下処理後の加熱を行わない食品及び加熱調理後冷却する必要のある食品の保管には、原材料用冷蔵庫は使用しないこと。

六　加熱調理した食品を一時保存する場合又は調理終了後の食品については、衛生的な容器にふたをして保存するなど、衛生的な取扱いを行い、他からの二次汚染を防止すること。

七　調理終了後の食品は、素手でさわらないこと。

八　調理作業時には、ふきんは使用しないこと。

九　エプロン、履物等は、色分けする等により明確に作業区分ごとに使い分けること。また、保管の際は、作業区分ごとに洗浄及び消毒し、翌日までに乾燥させ、区分して保管するなど、衛生管理

に配慮すること。

④食品の適切な温度管理等

一　調理作業時においては、調理室内の温度及び湿度を確認し、その記録を行うこと。また、換気を行うこと。

二　原材料の適切な温度管理を行い、鮮度を保つこと。また、冷蔵保管及び冷凍保管する必要のある食品は常温放置しないこと。

三　加熱調理後冷却する必要のある食品については、冷却機等を用いて温度を下げ、調理用冷蔵庫で保管し、食中毒菌等の発育至適温度帯の時間を可能な限り短くすること。また、加熱終了時、冷却開始時及び冷却終了時の温度及び時間を記録すること。

四　配送及び配食に当たっては、必要に応じて保温食缶及び保冷食缶若しくは蓄冷材等を使用し、温度管理を行うこと。

五　調理後の食品は、適切な温度管理を行い、調理後２時間以内に給食できるよう努めること。また、配食の時間を毎日記録すること。さらに、共同調理場においては、調理場搬出時及び受配校搬入時の時間を毎日記録するとともに、温度を定期的に記録すること。

六　加熱調理食品にトッピングする非加熱調理食品は、衛生的に保管し、トッピングする時期は給食までの時間が極力短くなるようにすること。

⑤廃棄物処理

一　廃棄物は、分別し、衛生的に処理すること。

二　廃棄物は、汚臭、汚液がもれないように管理すること。また、廃棄物のための容器は、作業終了後速やかに清掃し、衛生上支障がないように保持すること。

三　返却された残菜は、非汚染作業区域に持ち込まないこと。

四　廃棄物は、作業区域内に放置しないこと。

五　廃棄物の保管場所は、廃棄物の搬出後清掃するなど、環境に悪影響を及ぼさないよう管理すること。

（５）配送及び配食

①配送

一　共同調理場においては、容器、運搬車の設備の整備に努め、運搬途中の塵埃等による調理済食品等の汚染を防止すること。また、調理済食品等が給食されるまでの温度の管理及び時間の短縮に努めること。

②配食等

一　配膳室の衛生管理に努めること。

二　食品を運搬する場合は、容器にふたをすること。

三　パンの容器、牛乳等の瓶その他の容器等の汚染に注意すること。

四　はし等を児童生徒の家庭から持参させる場合は、不衛生にならないよう指導すること。

五　給食当番等配食を行う児童生徒及び教職員については、毎日、下痢、発熱、腹痛等の有無その他の健康状態及び衛生的な服装であることを確認すること。また、配食前、用便後の手洗いを励行させ、清潔な手指で食器及び食品を扱うようにすること。

六　教職員は、児童生徒の嘔吐物のため汚れた食器具の消毒を行うなど衛生的に処理し、調理室に返却するに当たっては、その旨を明示し、その食器具を返却すること。また、嘔吐物は、調理室には返却しないこと。

（６）検食及び保存食等

①検食

一　検食は、学校給食調理場及び共同調理場の受配校において、あらかじめ責任者を定めて児童生徒の摂食開始時間の３０分前までに行うこと。また、異常があった場合には、給食を中止するとともに、共同調理場の受配校においては、速やかに共同調理場に連絡すること。

二　検食に当たっては、食品の中に人体に有害と思われる異物の混入がないか、調理過程において加熱及び冷却処理が適切に行われているか、食品の異味、異臭その他の異常がないか、一食分としてそれぞれの食品の量が適当か、味付け、香り、色彩並びに形態等が適切か、及び、児童生徒の嗜好との関連はどのように配慮されているか確認すること。

三　検食を行った時間、検食者の意見等検食の結果を記録すること。

②保存食

一　保存食は、毎日、原材料、加工食品及び調理済食品を食品ごとに５０ｇ程度ずつビニール袋等清潔な容器に密封して入れ、専用冷凍庫に－２０℃以下で２週間以上保存すること。また、納入された食品の製造年月日若しくはロットが違う場合又は複数の釜で調理した場合は、それぞれ保存すること。

二　原材料は、洗浄、消毒等を行わず、購入した状態で保存すること。ただし、卵については、全て割卵し、混合したものから５０ｇ程度採取し保存すること。

三　保存食については、原材料、加工食品及び調理済食品が全て保管されているか並びに廃棄した日時を記録すること。

四　共同調理場の受配校に直接搬入される食品についても共同調理場で保存すること。また、複数の業者から搬入される食品については、各業者ごとに保存すること。

五　児童生徒の栄養指導及び盛りつけの目安とする展示食を保存食

と兼用しないこと。

③残食及び残品

一　パン等残食の児童生徒の持ち帰りは、衛生上の見地から、禁止することが望ましい。

二　パン、牛乳、おかず等の残品は、全てその日のうちに処分し、翌日に繰り越して使用しないこと。

２　学校薬剤師等の協力を得て１の各号に掲げる事項について、毎学年１回（（３）、（４）②及び（６）①、②にあっては毎学年３回）、定期に検査を行い、その実施記録を保管すること。

第４　衛生管理体制に係る衛生管理基準

１　衛生管理体制に係る衛生管理基準は、次の各号に掲げる項目ごとに、次のとおりとする。

（１）衛生管理体制

一　学校給食調理場においては、栄養教諭等を衛生管理責任者として定めること。ただし、栄養教諭等が現にいない場合は、調理師資格を有する学校給食調理員等を衛生管理責任者として定めること。

二　衛生管理責任者は、施設及び設備の衛生、食品の衛生及び学校給食調理員の衛生の日常管理等に当たること。また、調理過程における下処理、調理、配送等の作業工程を分析し、各工程において清潔かつ迅速に加熱及び冷却調理が適切に行われているかを確認し、その結果を記録すること。

三　校長又は共同調理場の長（以下「校長等」という。）は、学校給食の衛生管理について注意を払い、学校給食関係者に対し、衛生管理の徹底を図るよう注意を促し、学校給食の安全な実施に配慮すること。

四　校長等は、学校保健委員会等を活用するなどにより、栄養教諭等、保健主事、養護教諭等の教職員、学校医、学校歯科医、学校薬剤師、保健所長等の専門家及び保護者が連携した学校給食の衛生管理を徹底するための体制を整備し、その適切な運用を図ること。

五　校長等は、食品の検収等の日常点検の結果、異常の発生が認められる場合、食品の返品、献立の一部又は全部の削除、調理済食品の回収等必要な措置を講じること。

六　校長等は、施設及び設備等の日常点検の結果、改善が必要と認められる場合、必要な応急措置を講じること。また、改善に時間を要する場合、計画的な改善を行うこと。

七　校長等は、栄養教諭等の指導及び助言が円滑に実施されるよう、関係職員の意思疎通等に配慮すること。

八　教育委員会等は、栄養教諭等の衛生管理に関する専門性の向上を図るため、新規採用時及び経験年数に応じた研修その他の研修の機会が確保されるよう努めること。

九　教育委員会等は、学校給食調理員を対象とした研修の機会が確保されるよう努めること。また、非常勤職員等も含め可能な限り全員が等しく研修を受講できるよう配慮すること。

十　教育委員会等は、設置する学校について、計画を立て、登録検査機関（食品衛生法（昭和二十二年法律第二百三十三号）第四条第九項に規定する「登録検査機関」をいう。）等に委託するなどにより、定期的に原材料及び加工食品について、微生物検査、理化学検査を行うこと。

十一　調理に直接関係のない者を調理室に入れないこと。調理及び点検に従事しない者が、やむを得ず、調理室内に立ち入る場合には、食品及び器具等には触らせず、（3）三に規定する学校給食従事者の健康状態等を点検し、その状態を記録すること。また、専用の清潔な調理衣、マスク、帽子及び履物を着用させること。さらに、調理作業後の調理室等は施錠するなど適切な管理を行うこと。

（2）学校給食従事者の衛生管理

一　学校給食従事者は、身体、衣服を清潔に保つこと。

二　調理及び配食に当たっては、せき、くしゃみ、髪の毛等が食器、食品等につかないよう専用で清潔な調理衣、エプロン、マスク、帽子、履物等を着用すること。

三　作業区域用の調理衣等及び履物を着用したまま便所に入らないこと。

四　作業開始前、用便後、汚染作業区域から非汚染作業区域に移動する前、食品に直接触れる作業の開始直前及び生の食肉類、魚介類、卵、調理前の野菜類等に触れ、他の食品及び器具等に触れる前に、手指の洗浄及び消毒を行うこと。

（3）学校給食従事者の健康管理

一　学校給食従事者については、日常的な健康状態の点検を行うとともに、年１回健康診断を行うこと。また、当該健康診断を含め年３回定期に健康状態を把握することが望ましい。

二　検便は、赤痢菌、サルモネラ属菌、腸管出血性大腸菌血清型Ｏ１５７その他必要な細菌等について、毎月２回以上実施すること。

三　学校給食従事者の下痢、発熱、腹痛、嘔吐、化膿性疾患及び手指等の外傷等の有無等健康状態を、毎日、個人ごとに把握するとともに、本人若しくは同居人に、感染症予防及び感染症の患者に対する医療に関する法律（平成十年法律百十四号。以下「感染症予防法」という。）に規定する感染症又はその疑いがあるかどうか毎日点検し、これらを記録すること。また、下痢、発熱、腹痛、嘔吐をしており、感染症予防法に規定する感染症又はその疑いがある場合には、医療機関に受診させ感染性疾患の有無を確認し、その指示を励行させること。さらに、化膿性疾患が手指にある場合には、調理作業への従事を禁止すること。

四　ノロウイルスを原因とする感染性疾患による症状と診断された学校給食従事者は、高感度の検便検査においてノロウイルスを保有していないことが確認されるまでの間、食品に直接触れる調理作業を控えさせるなど適切な処置をとること。また、ノロウイルスにより発症した学校給食従事者と一緒に食事を喫食する、又は、ノロウイルスによる発症者が家族にいるなど、同一の感染機会があった可能性がある調理従事者について速やかに高感度の検便検査を実施し、検査の結果ノロウイルスを保有していないことが確認されるまでの間、調理に直接従事することを控えさせる等の手段を講じるよう努めること。

（4）食中毒の集団発生の際の措置

一　教育委員会等、学校医、保健所等に連絡するとともに、患者の措置に万全を期すこと。また、二次感染の防止に努めること。

二　学校医及び保健所等と相談の上、医療機関を受診させるとともに、給食の停止、当該児童生徒の出席停止及び必要に応じて臨時休業、消毒その他の事後措置の計画を立て、これに基づいて食中毒の拡大防止の措置を講じること。

三　校長の指導のもと養護教諭等が児童生徒の症状の把握に努める等関係職員の役割を明確にし、校内組織等に基づいて学校内外の取組体制を整備すること。

四　保護者に対しては、できるだけ速やかに患者の集団発生の状況を周知させ、協力を求めること。その際、プライバシー等人権の侵害がないよう配慮すること。

五　食中毒の発生原因については、保健所等に協力し、速やかに明らかとなるように努め、その原因の除去、予防に努めること。

2　1の（1）に掲げる事項については、毎学年１回、（2）及び（3）に掲げる事項については、毎学年３回定期に検査を行い、その実施記録を保管すること。

第５　日常及び臨時の衛生検査

1　学校給食衛生管理の維持改善を図るため、次に掲げる項目について、毎日点検を行うものとする。

（1）学校給食の施設及び設備は、清潔で衛生的であること。また、調理室及び食品の保管室の温度及び湿度、冷蔵庫及び冷凍庫内部の温度を適切に保ち、これらの温度及び湿度が記録されていること。

（2）食器具、容器及び調理用器具は、使用後、でん粉及び脂肪等が残留しないよう、確実に洗浄するとともに、損傷がないように確認し、熱風保管庫等により適切に保管されていること。また、フードカッター、ミキサー等調理用の機械及び機器は、使用後に分解して洗浄及び消毒した後、乾燥されていること。

（３）使用水に関しては、調理開始前に十分流水した後及び調理終了後に遊離残留塩素が０．１ｍｇ／Ｌ以上であること並びに外観、臭気、味等について水質検査が実施され、記録されていること。

（４）調理室には、調理作業に不必要な物品等を置いていないこと。

（５）食品については、品質、鮮度、箱、袋の汚れ、破れその他の包装容器等の状況、異物混入及び異臭の有無、消費期限、賞味期限の異常の有無等を点検するための検収が適切に行われていること。また、それらが記録されていること。

（６）食品等は、清潔な場所に食品の分類ごとに区分され衛生的な状態で保管されていること。

（７）下処理、調理、配食は、作業区分ごとに衛生的に行われていること。

（８）生食する野菜類及び果実類等は流水で十分洗浄されていること。また、必要に応じて消毒されていること。

（９）加熱、冷却が適切に行われていること。また、加熱すべき食品は加熱されていること。さらに、その温度と時間が記録されていること。

(10) 調理に伴う廃棄物は、分別し、衛生的に処理されていること。

(11) 給食当番等配食を行う児童生徒及び教職員の健康状態は良好であり、服装は衛生的であること。

(12) 調理終了後速やかに給食されるよう配送及び配食され、その時刻が記録されていること。さらに、給食前に責任者を定めて検食が行われていること。

(13) 保存食は、適切な方法で、２週間以上保存され、かつ記録されていること。

(14) 学校給食従事者の服装及び身体が清潔であること。また、作業開始前、用便後、汚染作業区域から非汚染作業区域に移動する前、食品に直接触れる作業の開始直前及び生の食肉類、魚介類、卵、調理前の野菜類等に触れ、他の食品及び器具等に触れる前に、手指の洗浄及び消毒が行われていること。

(15) 学校給食従事者の下痢、発熱、腹痛、嘔吐、化膿性疾患及び手指等の外傷等の有無等健康状態を、毎日、個人ごとに把握するとともに、本人若しくは同居人に感染症予防法に規定する感染症又は、その疑いがあるかどうか毎日点検し、これらが記録されていること。また、下痢、発熱、腹痛、嘔吐をしており、感染症予防法に規定する感染症又はその疑いがある場合には、医療機関に受診させ感染性

疾患の有無を確認し、その指示が励行されていること。さらに、化膿性疾患が手指にある場合には、調理作業への従事が禁止されていること。

２　学校給食衛生管理の維持改善を図るため、次のような場合、必要があるときは臨時衛生検査を行うものとする。

①感染症・食中毒の発生のおそれがあり、また、発生したとき。

②風水害等により環境が不潔になり、又は汚染され、感染症の発生のおそれがあるとき。

③その他必要なとき。

また、臨時衛生検査は、その目的に即して必要な検査項目を設定し、その検査項目の実施に当たっては、定期的に行う衛生検査に準じて行うこと。

第６　雑則

１　本基準に基づく記録は、１年間保存すること。

２　クックチル方式により学校給食を提供する場合には、教育委員会等の責任において、クックチル専用の施設設備の整備、二次汚染防止のための措置、学校給食従事者の研修の実施、衛生管理体制の整備等衛生管理のための必要な措置を講じたうえで実施すること。

別添

学校給食施設の区分

区分				内容
学校給食施設	調理場	作業区域	汚染作業区域	検収室－原材料の鮮度等の確認及び根菜類等の処理を行う場所
				食品の保管室－食品の保管場所
				下処理室－食品の選別、剥皮、洗浄等を行う場所
				返却された食器・食缶等の搬入場
				洗浄室（機械、食器具類の洗浄・消毒前）
			非汚染作業区域	調理室
				－食品の切裁等を行う場所
				－煮る、揚げる、焼く等の加熱調理を行う場所
				－加熱調理した食品の冷却等を行う場所
				－食品を食缶に配食する場所
				配膳室
				食品・食缶の搬出場
				洗浄室（機械、食器具類の洗浄・消毒後）
			その他	更衣室、休憩室、調理員専用便所、前室等
				事務室等（学校給食調理員が通常、出入りしない区域）

別紙

学校給食用食品の原材料、製品等の保存基準

食品名		保存温度
牛乳		１０℃以下
固形油脂		１０℃以下
種実類		１５℃以下
豆腐		冷　蔵
魚介類	鮮魚介	５℃以下
	魚肉ソーセージ、魚肉ハム及び特殊包装かまぼこ	１０℃以下
	冷凍魚肉ねり製品	－１５℃以下
食肉類	食肉	１０℃以下
	冷凍食肉（細切した食肉を凍結させたもので容器包装に入れたもの）	－１５℃以下
	食肉製品	１０℃以下
	冷凍食肉製品	－１５℃以下
卵類	殻付卵	１０℃以下
	液卵	８℃以下
	凍結卵	－１５℃以下
乳製品類	バター	１０℃以下
	チーズ	１５℃以下
	クリーム	１０℃以下
生鮮果実・野菜類		１０℃前後
冷凍食品		－１５℃以下

プールの安全標準指針

平成１９年３月

文部科学省

国土交通省

【目　次】

はじめに（指針策定の主旨）

本指針は、プールの排(環)水口に関する安全確保の不備による事故をはじめとしたプール事故を防止するため、プールの施設面、管理・運営面で配慮すべき基本的事項等について関係する省庁が統一的に示したものであり、より一層のプールの安全確保が図られるよう、プールの設置管理者に対して国の技術的助言として適切な管理運営等を求めていくものである。

■本指針の構成について

○基本的考え方（実線囲み）プールの安全確保に関する基本的な考え方を示したもの。

○解説 ……………………… 基本的考え方の理解を深め、適切な運用が図られるよう解説を示したもの。

○参考 ……………………… 解説に関連して参考になる事項を示したもの。

■本指針の表現について

本指針は、おおむね次のような考え方で記述している。

「　～必要である。」………プールの安全確保の観点から、記述された事項の遵守が強く要請されると国が考えているもの。

「　～望ましい。」…………より一層のプールの安全確保の観点から、各施設の実態に応じて可能な限り記述された事項の遵守が期待されると国が考えているもの。

※「排(環)水口」とは ……………「プール水を排水・循環ろ過するための**吸い込み口**」

プール水の排水口及び循環ろ過のための取水口(吸水口)をいう。また、起流、造波、ウォータースライダーまたは他のプールへ循環供給するためのプール水の取水口も含む。

循環ろ過方式の排(環)水口は排水と取水(吸水)を兼用する場合が多く、通常、ポンプで水を取り込む取水口(吸水口)は箱形の桝がプールの床や壁に取り付けられ、格子状の蓋（又は金網）（以下、「排（環）水口の蓋等」又は「蓋等」という。）がネジ、ボルト等によって固定されており、桝の中にポンプへの配管がある。この他に循環ろ過方式では、ろ過したプール水を戻すろ過吐出口等がある。

本指針で用いる「排(環)水口」はこれまで使用されている排水口、返還水口、循環排水口、吸込み口、吸水口、取水口等を同義語として扱い、これらの管の取り付け口と箱型の桝を一体として定義している。

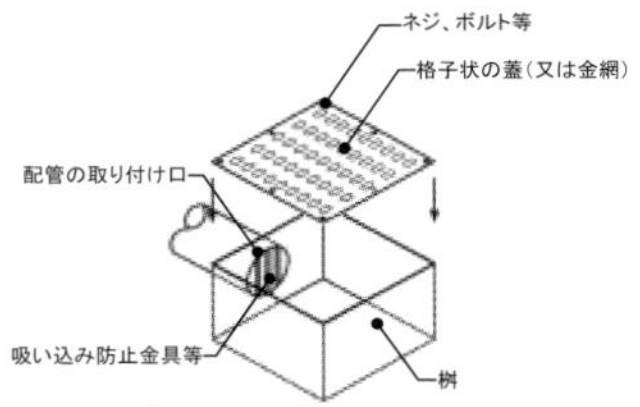

プールの底に取り付けられている例

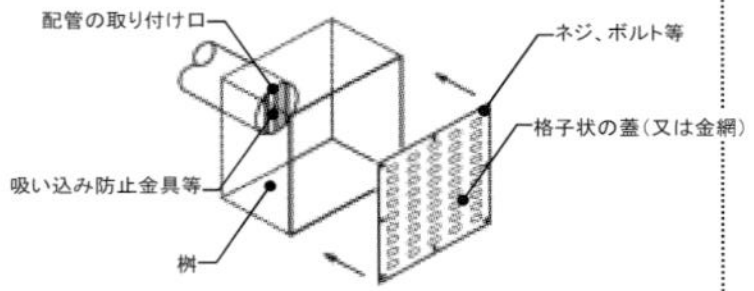

プールの壁に取り付けられている例

第１章　指針の位置づけ及び適用範囲

１－１　本指針の位置づけ

プールは、利用者が遊泳等を楽しみながら、心身の健康の増進を期待して利用する施設であり、そのようなプールが安全であることは、利用者にとって当然の前提となっている。

プールの安全確保はその設置管理者の責任で行われるものであるが、本指針は、プールの排(環)水口に関する安全確保の不備による事故をはじめとしたプール事故を防止するため、プールの施設面、管理・運営面で配慮すべき基本的事項等について関係する省庁が統一的に示したものであり、より一層のプールの安全確保が図られるよう、プールの設置管理者に対して国の技術的助言として適切な管理運営等を求めていくものである。

（解説）

・本指針は、プールの設置管理者に対して、排(環)水口による吸い込み事故を含むプール利用者をめぐる事故を未然に防ぎ、プール利用者の安全を確保するために配慮すべき基本的事項を示したものである。

・本指針は、プールの安全確保について、設置管理者が取り組むべき事項を示したものであるが、これらの業務を外部に委託（請負を含む）する場合には、受託者（請負者を含む）に対し同様の対応を求めるものであり、設置管理者は受託者の管理業務の適正な執行について確認・監督することが必要である。

・本指針は、総務省、文部科学省、厚生労働省、経済産業省、国土交通省及び（財）日本体育施設協会、（社）日本公園緑地協会で構成する「プールの安全標準指針（仮称）策定委員会」における検討を経て、文部科学省及び国土交通省により、プールの設置及び管理に関する技術的助言としてとりまとめたものである。

・本指針については、プールの利用実態や施設の性能向上等を踏まえ、適宜見直しを行うものとする。

※「設置管理者」

プールの所有者（所有者以外にプールの全部の管理について権原を有するものがあるときは当該権原を有するもの）をいい、通常の地方公共団体への手続きでは、開設者、設置者、経営者等をいう。

1－2　本指針の適用範囲（対象とするプール）

> 本指針は、遊泳利用に供することを目的として新たに設置するプール施設及び既に設置されているプール施設のうち、第一義的には、学校施設及び社会体育施設としてのプール、都市公園内のプールを対象として作成されたものであるが、その他の公営プールや民営プールといった全てのプール施設においても、参考として活用することが期待されるものである。

（解説）

・本指針は、遊泳利用に供することを目的として新たに設置する、もしくは既に設置されているプール施設のうち、第一義的には、学校施設としてのプール、社会体育施設としてのプール及び都市公園における公園施設としてのプールを対象として作成されたものであるが、その他の公営プールや、スイミングスクールや民間レクリエーション施設のプール等の民営プールといった全てのプール施設においても、参考として活用することが期待されるものである。

・国の機関等における訓練用プール等、特定の用途に限定されるプールについては本指針の適用範囲として想定されていない。（ただし、これらのプールを一般に開放する場合を除く。）なお、これらのプール及び水遊び用プールなど遊泳利用に供することを目的としていないプールにおいても、本指針の主旨を適宜踏まえた安全管理等を実施することが望ましい。

第２章　プールの安全利用のための施設基準

２－１　プール全体

> プールは、利用者が安全かつ快適に利用できる施設でなければならないため、救命具の設置や、プールサイド等での事故防止対策を行うことが必要である。
> 施設の設置目的や規模、利用の実態等を踏まえ必要に応じ、監視室、救護室、医務室、放送設備、看板・標識類等を備えておくことが望ましい。

（解説）

(1) 救命具

・プールサイド等に担架等の救命具を備え、必要な場合に直ちに使用できるようにしておくことが必要である。なお、AED（自動体外式除細動器）についても、救護室、医療室等適当な場所に配備することが望ましい。

(2) プールサイド、通路等

・プールサイド及び通路等は、プール本体の大きさ、利用者等を考慮して、十分な広さを有することが必要である。

・プールサイドの舗装材の選定にあたっては、水に濡れた状態でも滑りにくい素材とする必要があり、素足で歩くことから粗い表面のものは避けることが必要である。

・幼児用プールを含む複数のプールが設置され、多様な年齢層による利用や多様な利用形態が見込まれる場合は、幼児が大人用プールで溺れる等の事故防止のため、必要に応じて幼児用プールの外周を柵等で区分することが望ましい。

(3) 監視室

・監視員を統括管理し、監視体制の充実を図るためには監視室を設置することが望ましい。監視室は緊急時の指令室の役割を果たすとともに、場内アナウンスや監視員の休憩所としても機能するものであり、設置にあたっては、プールの安全確保、事故防止、遊泳者指導等のため、できるだけプールに近く、プールの水域全体が見渡せる場所に、前面を開放またはガラス張り等とした監視室を設けることが望ましい。なお、プールが大規模で、監視室を水域全体を見渡す場所に設置できない場合は、監視台を充実させるなどにより監視室の機能を補完する措置を講じることが望ましい。

・監視室に電話や緊急時の連絡先一覧表（2 か所以上の医療機関、管轄の消防署・保健所・警察署、設備関連メーカー等）、従事者の役割分担表等を備えることが望ましい。

(4) 救護室、医務室

・プール利用者の怪我や急病に備え、救護室、医務室等を設けることが望ましい。救護室、医務室等には、緊急時に直ちに対処できるよう、救命具、救急医薬品等を備えるとともに、ベッド、救急医療設備等を備え、床は耐水性とし、換気を十分できるようにすることが望ましい。

(5) 放送設備

・プールを安全に管理するためには、プール利用者に対する危険発生等を周知させるための手段を確保することが必要である。
・施設の規模等に応じて、放送設備を監視室に併設して設置することが望ましい。
・監視員と管理責任者が緊急時等に円滑に連絡を行うための通信手段を確保することが望ましい。

(6) 看板・標識類

・プールを安全に管理するためには利用者への適切な注意や警告も必要であり、適切な看板や標識類を設置することが望ましい。
・利用に関する看板・標識類は、施設の入り口付近で目に付く位置に設置することが望ましい。
・排(環)水口部を示す標識、排(環)水口に触れることや飛び込むこと、プールサイドを走ること等を禁止する警告看板等は、入場者全員の目に付く場所（プールの入り口部とプールサイド等）に2箇所以上設置することが望ましい。

2－2　排(環)水口

吸い込み事故を未然に防止するため、排(環)水口の蓋等をネジ、ボルト等で固定させるとともに、配管の取り付け口には吸い込み防止金具等を設置する等、二重構造の安全対策を施すことが必要である。

排（環）水口の蓋等、それらを固定しているネジ、ボルト等は、接触によるけがを防止できる仕様とすることや、蓋等の穴や隙間は、子どもが手足を引き込まれないような大きさとする等、材料の形状、寸法、材質、工法等についても十分な配慮が必要である。

（解説）

(1) 安全確保の基本的な考え方

・多くのプールは、循環ろ過設備によって衛生的で安全な水質を維持しているため、取水口及びポンプへの配管は必須であることから、清掃及び点検の際の不注意等による吸い込み事故の防止はもちろん、子どもがいたずらしようとしても事故が発生しないよう十分な安全対策を施すことが必要である。
・施設面からの安全対策としては、排(環)水口に二重構造の安全対策を施すことが必要である。また、不備がある場合は必要な改修が終了するまで利用を停止することが必要である。

(2) 二重構造の安全対策

・排(環)水口の吸い込み事故を防止するため、原則として排（環）水口の蓋等をネジ、ボルト等で固定させるとともに、配管の取り付け口には吸い込み防止金具等を設置するなど、二重構造の安全対策を施すことが必要である。

〔参考-1　排(環)水口の安全確保のための改善の一例〕
〔参考-2　配管取り付け口の吸い込み防止金具の一例〕

・ただし、排(環)水口が多数あり、かつ1つの排(環)水口にかかる吸水圧が弱く、1つを利用者の身体で塞いだとしても、吸い込みや吸い付きを起こさないこと（幼児であっても確実かつ容易に離れることができること）が明らかである施設等、構造上吸い込み・吸い付き事故発生の危険性がない施設は必ずしも二重構造の安全対策を施す必要はない。

(3) 仕様、工法への配慮

・蓋等は、重みがあっても水中では浮力により軽くなることや、子どもが数人で動かしたと考えられる事故例があることから、ネジ、ボルト等により固定されることが必要である。また、蓋等は利用者の接触やプール水の環流等による振動等により、それらを固定しているネジ、ボルト等にゆるみが生じることもあるため、ゆるみを生じにくい留め方とすることが望ましい。
・蓋等やそれらを固定しているネジ、ボルト等が金属の場合は、腐蝕しにくく、かつ利用者の接触等による他の事故の要因とならないよう、用いる材料や工法にも十分に配慮することが必要である。
・蓋等の穴や隙間は、吸い込みや吸い付き事故を防止するため、子どもが手足を引き込まれないような大きさとするとともに、指が蓋の穴等に挟まれる事故を防止するため、幼児や児童の指等が挟まりにくい仕様に配慮することが必要である。
・配管の取り付け口がプール躯体に直接開口している場合は、桝を設置した上で吸い込み防止措置を講じる等、二重構造の安全対策を講じることが必要である。
・桝を設置しても蓋等の上部の流速が強い場合は、排(環)水口を複数設置することが望ましい。
・配管の取り付け口がプール躯体に直接開口し、かつ、排（還）水口が身体の一部で覆うことができるような小さいサイズの場合でも、身体が吸い付いて水中で離脱できなくなることがあるので、吸い付きを防止するため、排（還）水口を複数設置する等の配慮が必要である。
・また、異常発生時にポンプを緊急停止させるための停止ボタン、吸い付きによる事故時に配管内の圧力を抜くための装置を、監視員が常時待機しているプールサイドや監視室等に設置することが望ましい。
・なお、吐出口についても、ポンプ停止時等に水を吸い込む現象が生じる場合があるため、蓋等を設置し、ネジ、ボルト等で固定することが必要である。

第３章　事故を未然に防ぐ安全管理

３－１　安全管理上の重要事項

プールの安全を確保するためには、施設面での安全確保とともに、管理・運営面での点検・監視及び管理体制についても、徹底した安全対策が必要である。

管理・運営面においては、管理体制の整備、プール使用期間前後の点検、日常の点検及び監視、緊急時への対応、監視員等の教育・訓練、及び利用者への情報提供が必要である。

（解説）
・プールの安全を確保し、事故を防止するためには、施設のハード面とともに、点検、監視等を日々確実に行うといったソフト面の充実が不可欠である。
・特に、排(環)水口の吸い込み事故対策としては、ハード面では排(環)水口の蓋等の固定や配管の取り付け口の吸い込み防止金具の設置等の安全対策が必要であり、ソフト面では安全対策が確実に確保されているかのプール使用期間前後の点検、日常の点検・監視による安全確認、異常が発見されたときに迅速かつ適切な措置が実施されるような管理体制を整備しておくこと等が必要である。
・なお、福祉施設等のプール（一般開放する場合を除く。）で、当該施設の職員が監視員として機能する場合においても、本指針で示す安全管理上の配慮事項を踏まえて、安全管理等を実施することが望ましい。
福祉施設等の例：リハビリテーション施設、知的障害者施設、児童自立支援施設、国立健康・栄養研究所、保育所
・事故を未然に防ぐための安全管理を徹底するためには、
　　管理体制の整備
　　プール使用期間前後の点検
　　日常の点検及び監視
　　緊急時への対応
　　監視員等の教育・訓練
　　利用者への情報提供
が重要と考えられ、次節以下にそれぞれの内容を示す。

3－2　管理体制の整備

> **プールを安全に利用できるよう、適切かつ円滑な安全管理を行うための管理体制を明確にすることが必要である。**
> **また、業務内容を管理マニュアルとして整備し、安全管理に携わる全ての従事者に周知徹底を図ることが必要である。**

（解説）

・プールの設置管理者は、適切かつ円滑な安全管理のために、管理責任者、衛生管理者、監視員及び救護員からなる管理体制を整えることが必要である。

・設置管理者は、管理業務を委託（請負も含む）する場合、プール使用期間前の点検作業に立ち合うことや、使用期間中の業務の履行状況の検査等、受託者（請負者を含む）の管理業務の適正な執行について確認・監督することが必要である。

・管理責任者、衛生管理者、監視員及び救護員の役割分担と、選任の基準は以下のとおりとする。なお、当該施設の規模等によりそれぞれの役割を重複して担う場合もある。

●管理責任者

プールについて管理上の権限を行使し、関与する全ての従事者に対するマネージメントを総括して、プールにおける安全で衛生的な管理及び運営にあたる。

選任にあたっては、プールの安全及び衛生に関する知識を持った者とすることが必要である。なお、公的な機関や公益法人等の実施する安全及び衛生に関する講習会等を受講した者とすることが必要であり、これらに関する資格を取得していることが望ましい。

●衛生管理者

プールの衛生及び管理の実務を担当する衛生管理者は、水質に関する基本的知識、プール水の浄化消毒についての知識等を有し、プール管理のための施設の維持、水質浄化装置の運転管理、その他施設の日常の衛生管理にあたっているが、管理責任者、監視員及び救護員と協力して、プールの安全管理にあたることが望ましい。

選任にあたっては、プールの安全及び衛生に関する知識を持った者とすることが必要である。なお、公的な機関や公益法人等の実施するプールの施設及び衛生に関する講習会等を受講し、これらに関する資格を取得した者とすることが望ましい。

●監視員

プール利用者が安全に利用できるよう、プール利用者の監視及び指導等を行うとともに、事故等の発生時における救助活動を行う。

〔参考-3　プール監視員の主な業務の一例〕　参照

選任にあたっては一定の泳力を有する等、監視員としての業務を遂行できる者とし、プール全体がくまなく監視できるよう施設の規模に見合う十分な数の監視員を配置することが必要である。なお、公的な機関や公益法人等の実施する救助方法及び応急手当に関する講習会等を受講し、これらに関する資格を取得した者とすることが望ましい。

●救護員

プール施設内で傷病者が発生した場合に応急救護にあたる。

選任にあたっては、公的な機関や公益法人等が実施する救急救護訓練を受けた者とし、施設の規模に応じ、緊急時に速やかな対応が可能となる数を確保することが必要である。なお、救急救護に関する資格を取得した者とすることが望ましい。

・設置管理者は業務内容や緊急時の連絡先、搬送方法、連携する医療機関等を定めた管理マニュアルを整備し、安全管理に携わる全ての従事者に周知徹底を図ることが必要である。

・学校のプール施設においても、上記の趣旨を踏まえ、組織や利用の実態に応じて適切な管理組織体制を整えることに留意することが必要である。

〔参考-4　学校教育活動における管理組織体制の一例〕　参照

3－3　プール使用期間前後の点検

プールの使用期間前には、清掃を行うとともに、点検チェックシートを用いて施設の点検・整備を確実に行うことが必要である。

特に排(環)水口については、水を抜いた状態で、蓋等が正常な位置に堅固に固定されていること、それらを固定しているネジ、ボルト等に腐食、変形、欠落、ゆるみ等がないこと、配管の取り付け口に吸い込み防止金具等が取り付けられていること等を確認し、異常が発見された場合は直ちに設置管理者に報告するとともに、プール使用期間前に修理を施すことが必要である。

また、使用期間終了後にも、排(環)水口の蓋等やそれらを固定しているネジ、ボルト等に異常がないことを確認して、次の使用に備えることが望ましい。

なお、通年使用するプールについては、１年に１回以上の全換水を行い、水を抜いた状態で施設の点検を確実に行うことが必要である。

点検チェックシートは、３年以上保管することが必要である。

（解説）

・点検チェックシートを作成し、プール使用期間前に施設の点検・整備を確実に行うことが必要である。

〔参考-5　使用期間前の点検チェックシートの一例〕　参照

・特に、重大事故が発生する可能性のある排(環)水口の点検については注意を払い、必要な場合は専門業者による確認、点検及び修理を行うことが必要である。

・使用期間前の排(環)水口の点検は、

蓋等がネジ、ボルト等で正常な位置に堅固に固定されているか。（針金による固定、蓋の重量のみによる固定は不可）

蓋等やそれを固定しているネジ、ボルト等に腐食、変形、欠落、ゆるみ等がないか。

配管の取り付け口に吸い込み防止金具等が取り付けられているか。

について行うことが必要である。

・清掃や点検のため排(環)水口の蓋等をはずす場合は、ポンプが停止していることや、水が完全に抜けたことを確認してから行い、作業後、ネジ、ボルト等で正常な位置に固定しておくことが必要である。

・蓋等の変形、それらを固定しているネジ、ボルト等の破損、欠落等があった場合は、直ちに修理、交換を行い、安全な状態に整備しておくことが必要である。

・使用期間中にネジ、ボルト等が破損、欠落するといった場合に備え、ネジ、ボルト等の予備及び必要な工具を用意しておくことが望ましい。

・設置管理者は点検チェックシートを３年以上保管することが必要である。また、点検時には過去の点検結果との照合等を行うことが望ましい。

・点検チェックシートには、排(環)水口の所在を明示したプールの見取図の写しを添付し、保存することが望ましい。

・使用期間終了後にも、排(環)水口の蓋等やそれらを固定しているネジ、ボルト等に異常がないことを確認して次の使用に備えることが望ましい。

・通年使用するプールについては、上記に準じて１年に１回以上の定期的な点検を行うことが必要である。

・なお、吐出口についても、排（環）水口に準じた点検・整備を行う必要がある。

3－4　日常の点検及び監視

> 毎日のプール利用前後及び利用中の定時ごとに、目視、触診及び打診によって点検を行い、特に排(環)水口の蓋等が堅固に固定されていることを点検することが必要である。
>
> また、監視、利用指導及び緊急時の対応のため、監視員の適切な配置を行うとともに、プール内で起こる事故の原因や防止策、事故が発生した場合の対応方法等について十分な知識を持って業務にあたらせることが必要である。

（解説）

(1) 施設の点検

・点検にあたっては、目視にとどまらず、触診及び打診によって確実に行うことが必要である。

・毎日のプール利用前後及び利用中の定時ごとに、排(環)水口の蓋等がネジ、ボルト等で正常な位置に堅固に固定されていることを点検することが必要である。

・点検にあたっては、点検チェックシート等を作成し、これを用いて確実に行うことが必要である。点検チェックシートとともに、気温(室温)、水温、利用者数、水質検査結果（プール水の残留塩素濃度等)、施設の安全点検結果等を記載する管理日誌を備え、使用期間中は、管理日誌に毎日の状況等を記載し、これを 3 年以上保管することが必要である。

〔参考-6　日常の点検チェックシート・管理日誌の一例（管理日誌と点検チェックシートを一体化した例)〕　参照

・施設の安全点検の結果を掲示し、利用者に伝えることが望ましい。

(2) 監視員及び救護員

・遊泳目的で利用するプールにおいては、監視員及び救護員の配置は、施設の規模、曜日や時間帯によって変わる利用者数等に応じて適切に決定することが必要である。また、監視員の集中力を持続させるために休憩時間の確保についても考慮することが望ましい。

・監視設備（監視台）は、施設の規模、プール槽の形状等により必要に応じて、プール全体が容易に見渡せる位置に相当数を設けることが望ましい。

・飛び込み事故、溺水事故、排(環)水口における吸い込み事故、プールサイドでの転倒事故等、プール内での事故を防止するため、各施設の設置目的や利用実態等に応じて禁止事項を定め、利用者に対し周知を行うとともに、監視員等は違反者に対し適切な指導を行うことが必要である。

・なお、監視員には、排(環)水口周辺は重大事故につながる恐れのある危険箇所であること等、事故防止のための知識を十分に認識させておくことが必要である。

3－5　緊急時への対応

> 施設の異常や事故を発見、察知したときの緊急対応の内容及び連絡体制を整備するとともに、安全管理に携わる全ての従事者に周知徹底しておくことが必要である。
>
> 施設の異常が発見された場合は、危険箇所に遊泳者を近づけないよう直ちに措置するとともに、プールの使用を中断して当該箇所の修理を行い、修理が完了するまでプールを使用しないことが必要である。特に排(環)水口の異常が発見された場合は、循環または起流ポンプを停止することが必要である。
>
> 人身事故が起きた場合は、傷病者の救助・救護を迅速に行うとともに、速やかに消防等の関係機関及び関係者に連絡することが必要である。

（解説）

・利用者に危害が及ぶ可能性のある施設の異常が発見された場合は、以下の対応をとることが必要である。

○危険箇所に遊泳者を近づけない措置をとる

○遊泳者を速やかに避難させ、プール使用を中止する

○プールの使用を中止した場合は、当該箇所の修理が完了するまでプールを使用しない

○排(環)水口の異常が発見された場合は循環または起流ポンプを停止する

・人身事故が起きた場合は、以下の対応をとることが必要である。

○傷病者を救助し、安全な場所へ確保する

○適切な応急手当を行う

○二次災害を防止する上で必要な場合は、遊泳者を速やかにプールサイドに避難させる等の処置を行う

○必要に応じて救急車を要請し、緊急対応の内容に従い関係者に連絡する

・緊急時の対応を確実に行うには、従事者に対する就業前の教育・訓練の実施とともに、緊急時の初動心得の掲示、毎日始業終業時に行う全体ミーティングにおける確認等により周知徹底することが必要である。

3－6　監視員等の教育・訓練

プールの設置管理者及びプール管理業務の受託者（請負者を含む）は、安全管理に携わる全ての従事者に対し、プールの構造設備及び維持管理、事故防止対策、事故発生等緊急時の措置と救護等に関し、就業前に十分な教育及び訓練を行うことが必要である。

（解説）

・プールの設置管理者及びプール管理業務の受託者(請負者を含む)は、プール施設の管理は利用者の命を守る重要な任務であることを認識した上で、安全管理に関わる専門的な業務内容を詳細にわたって把握しておくことが必要である。その上で、監視員等の安全管理に携わる全ての従事者に対し、徹底した教育及び訓練を就業前に行っておくことが必要である。

・特に、排（環）水口における吸い込み事故を未然に防止するためには、安全管理に携わる全ての従事者がプールの構造を把握し、排(環)水口の蓋等が固定されていない状態などの危険性、ポンプ停止や利用者の避難誘導等の緊急時の対応方法を正しく理解していることが必要である。

・教育内容は次のａ～ｄの項目を必ず含むようにし、ｅについては必要に応じて随時実施することが望ましい。

　a　プールの構造及び維持管理

　b　プール施設内での事故防止対策

　c　事故発生等緊急時の措置と救護

　d　緊急事態の発生を想定した実地訓練

　e　日常の業務等において従事者が経験した「ヒヤリとしたこと」、「ハッとしたこと」や「気がかりなこと」、利用者からの苦情等を題材とした事例研究

・訓練内容には、飛び込み事故や溺水事故等のほか、排(環)水口における吸い込み事故を想定したものも必ず含むことが必要である。排(環)水口の異常等を察知した監視員等から他の従事者への連絡方法の検討、異常等の察知からポンプの非常停止までの手順及び所要時間の計測等を行い、かかる事態が実際に起こった場合に、可能な限り迅速に適切な対応ができるように訓練しておくことが必要である。

・なお、使用期間中に新たに雇用した従事者に対しては、就業前に同様の教育、訓練を行うことが必要である。

・特に、夏季のみ使用する施設では、アルバイトの監視員が毎年違う人材となる場合が多いため、教育研修カリキュラム等を準備しておくことが必要である。

・プールの設置管理者及びプール管理業務の受託者(請負者を含む)は教育、訓練の実施にあたり、その記録を作成して３年以上保管することが望ましい。

3－7　利用者への情報提供

プールを安全に管理するためには、利用者への適切な注意や警告を行うことも有効であり、排(環)水口の位置等危険箇所の表示、プール利用に際しての注意・禁止事項、毎日の点検結果等を、利用者の見やすい場所に見やすい大きさで掲示することが望ましい。

（解説）

・プールを安全に管理するためには、利用者に注意すべき事項・禁止事項、利用にあたって注意喚起を促す必要がある場所等について、入り口その他、遊泳者の見やすい場所及び注意を払うべき場所に標識、掲示板等を設置することが望ましい。

・重大な事故の危険性を有する排(環)水口については、プール利用者がその所在を容易に認識できるよう位置表示を行うとともに、排(環)水口付近で遊ぶと手を挟まれたり吸い込まれたりする危険があることを示すことが望ましい。

・位置表示は、プール利用者の見やすい場所に見やすい大きさで、排(環)水口の位置を示したプール全体の見取図の掲示、及び、排(環)水口付近の壁又は底面その他見やすい箇所に存在の明示を行うことが望ましい。なお、見取図には排(環)水口の存在の明示の方法も記しておくことが望ましい。

・表示にあたっては、危険箇所であることが子どもでも正しく理解できるよう、文字とイラストでわかりやすく表示することが望ましい。

・使用期間前の点検チェックシート、毎日の点検結果等を、プール利用者の見やすい場所に見やすい大きさで掲示し、利用者に伝えることが望ましい。

〔参考-7　点検結果掲示の一例〕　参照

〔参考-1　排(環)水口の安全確保のための改善の一例〕

出典）健康運動施設開発機構

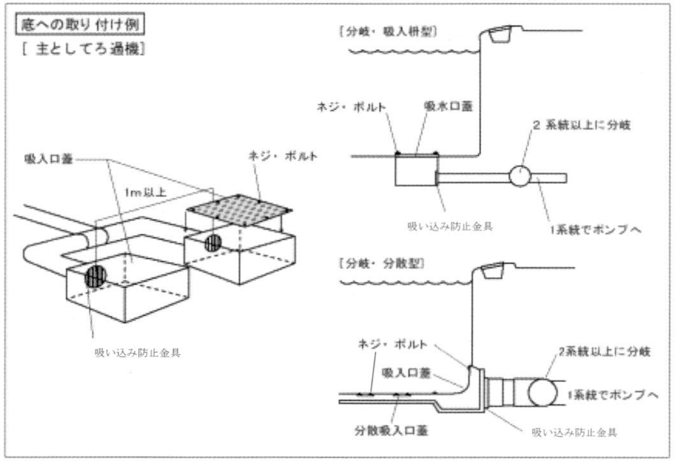

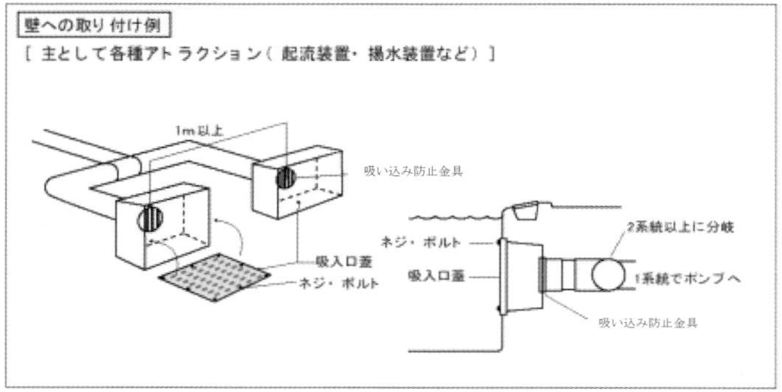

〔参考-2　吸い込み防止金具の一例〕

出典）健康運動施設開発機構

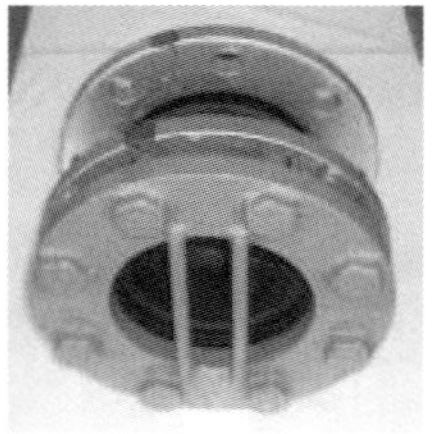
吸い込み防止金具の例

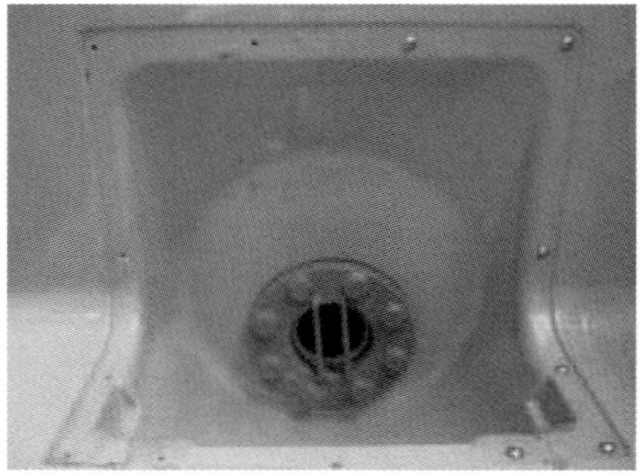
取り付け例

〔参考-3　プール監視員の主な業務の一例〕

出典）「プールの安全管理指針」埼玉県

1　業務内容

(1) 入場者の安全確保及び事故防止のため、水面を中心に場内全域において監視を行う。

(2) 事故が発生した場合は、救助、連絡、場内整理などの業務を行う。

(3) 利用者の年齢、体格等に応じ、利用するプールやエリアの指示、保護者等の付き添いを求めるなどの指導を行う。（利用者の体格と水深の関係は、概ね立った状態で、肩が水面から出ていることを目安とする。）　また、小学校低学年以下の子どもを連れている保護者等に対して、子どもから目を離さないよう注意を促す。

(4) プール場内での禁止事項・プールごとの留意事項・持ち込みを禁止しているもの等について、決まりを守るよう指導を行う。

2　留意事項

(1) 監視員は水着を着用していること。

(2) 水面の監視に当たっては細心の注意を払い、監視業務に全神経を集中すること。

(3) 危険と思われる行為・危ないと思われる人には、毅然として注意を促すこと。

(4) 幼児及び小学校低学年の子どもの一人遊びには特に注意を払い、保護者の監視のもとで遊ぶよう指導すること。

(5) 監視は目の前だけでなく、顔をあげて広く監視すること。

(6) 監視台で監視中は、緊急時、救助及び交代時以外、監視台から降りないこと。

(7) 交代時間が過ぎても、交代要員が来るまでは、監視台から降りないこと。

(8) 交代時には、受持ち監視区域を指差し、異常のないことを確認してから、必要事項の申し送りをして交代すること。また、なるべく速やかに交代を行うこと。

(9) ローテーション等で施設内を移動するときも常に水面を監視し、事故や異常があった場合は、それらへの対応を優先して行動すること。また、プールサイドにゴミなどが落ちているときは、可能な限り拾い最寄りのゴミ箱などに捨てること。

(10) 利用者から、置き引き盗難・迷子・痴漢・盗撮、その他事故等の情報があった場合は、直ちに管理者又は巡回中の従業者に知らせること。

(11) 監視中はサングラスを着用してよいが、救助時など入水するときは、可能な限りサングラスを外すようにすること。

〔参考-4　学校教育活動における管理組織体制の一例〕

出典）「学校における水泳事故防止必携」独立行政法人日本スポーツ振興センター

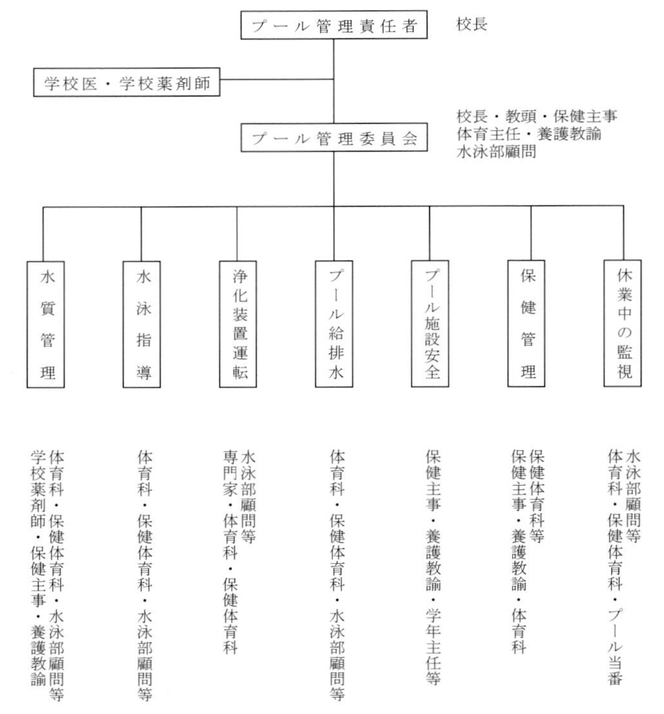

プール管理委員会設置の一例

〔参考-5　使用期間前の点検チェックシートの一例〕

出典）「プールの安全管理指針」埼玉県をもとに作成

プール施設設備の使用期間前点検表（例）

施設名		プール名	
点検者		点検日	年　月　日 ～ 年　月　日

点検項目	点検内容	点検結果
施設全体	プール全体の施設設備の点検は行ったか	適・否
	プール本体、付属設備等はよく清掃されているか	適・否
プール本体	給排水及び清掃が容易な構造か	適・否
	床洗浄水等の汚水が周囲から流入しない構造か	適・否
	適当数の水深表示があるか	適・否
プールサイド	滑り止めの構造となっているか	適・否
	利用者に危害を及ぼす異物等がないか	適・否
給水設備	プール水給水管から飲料水系への逆流防止構造となっているか	適・否
	補給水量等を把握するための専用の量水器等が設置されているか	適・否
排（環）水口	蓋等や、吸い込み防止金具等はボルト、ネジ等で堅固に固定されているか	適・否
	蓋等や、吸い込み防止金具等及びそれらを固定しているボルト、ネジ等は腐食、変形及び欠落がないか	適・否
消毒設備	薬剤の種類：　　薬剤タンクの容量：　　ℓ	
	薬剤連続注入装置は良好に作動するか	適・否
	薬剤の保管場所は適当か	適・否
	薬剤の保管状況は良好か	適・否
浄化設備	浄化設備はよく清掃されているか	適・否
オーバーフロー水	再利用の場合、排水・床洗浄水等の汚水が混入しない構造か	適・否
区画区分	多様な利用形態に応じた区画区分がなされているか	適・否
更衣室	男女別に区別されているか	適・否
	双方及び外部から見通せない構造か	適・否
	利用者の衣類を安全に保管できる設備が整備されているか	適・否
洗浄設備	シャワー、洗面設備、洗眼設備等は良好に整備されているか	適・否
便所	男女別に、十分な数があるか	適・否
	よく清掃されているか	適・否
	専用の手洗い設備があるか	適・否
換気設備	効果的な換気が行える換気設備があるか	適・否
	故障又は破損のものはないか	適・否
照明設備	水面及びプールサイド等で十分な照度を有するか	適・否
	故障又は破損のものはないか	適・否

点検項目	点検内容	点検結果
くずかご	適当な場所に十分な数を備えてあるか	適・否
資材保管設備	測定機器等の必要な資材は適切に保管されているか	適・否
採暖室等	採暖室又は採暖槽は、よく清掃されているか	適・否
掲示設備	利用者の注意事項、利用時間、プール全体の見取り図等を利用者の見やすい場所に見やすい大きさで掲示してあるか	適・否
管理体制	プールの維持管理体制が整備されているか	適・否
	維持管理マニュアルが整備されてあるか	適・否
緊急連絡体制	緊急時の連絡体制が整備されているか	適・否
管理責任者	管理責任者は、それぞれの役割を確認させているか	適・否
	管理責任者は安全・衛生に関する講習会を受講しているか	適・否
衛生管理者	水質に関する基本的知識、プール水の浄化消毒についての知識を有しているか	適・否
監視員	監視員としての業務が遂行できるか	適・否
	十分な数の監視員が確保されているか	適・否
	腕章、帽子等で利用者が容易に認識できる措置がなされているか	適・否
救護員	救急救護訓練を受講しているか	適・否
	緊急時に速やかな対応が可能となるよう配置されているか	適・否
従業者に対する研修、訓練	研修は行ったか	適・否
	訓練は行ったか	適・否
排（環）水口の表示等	排(環)水口の位置をプール全体の見取り図に明示し、提示してあるか	適・否
	排(環)水口は吸排水口付近の壁又は底面等にその存在を明示してあるか	適・否
	プール全体の見取図に排(環)水口の明示方法を明記してあるか	適・否
監視所等	監視所はその機能を十分に発揮できる位置に設けてあるか	適・否
	監視台はプール全体を容易に見渡せる位置に相当数を設けてあるか	適・否
管理日誌	備えてあるか	適・否
	3年間保管してあるか	適・否
救命救護器具等の配置	救命具（浮輪等）は、プールサイド等に適切に備えてあるか	適・否
	救護室等には、ベッド、担架、救急薬品等が備えてあり、いつでも使用できる状態になっているか	適・否
	監視所に、電話、緊急時の連絡先一覧表等が備えてあるか	適・否

〔参考-6　日常の点検チェックシート・管理日誌の一例（管理日誌と点検チェックシートを一体化した例）〕

出典）「プールの安全管理指針」埼玉県

プール管理日誌（例）

責任者		作成者		年　月　日　曜	天候	

	AM 7	8	9	10	11	12 PM	1	2	3	4	5	6	7	8	9	10
使用時間 ←→ 点検時間 ＝＝																
入場者人員																
気温（室温）																
水温																
遊離塩素濃度測定値																
安全点検（記名）																
堅固に固定																
腐食欠落等																
目視触診打診																
監視員																
救護員																
救急救護用具																
＊上段の安全点検欄は記入した者の氏名を記入。項目欄は○×等のチェック記号や点検者名など、記入方法を決めて記入。																
摘要（施設設備の状況、特記事項等）																

〔参考-7　点検結果掲示の一例〕

当プールをご利用の皆さまへ

当プールは、次の事項について毎日点検を行い、

施設の安全を確認しています。

平成○○年○月○○日
プール管理者　○○○○
（連絡先：○○－○○○○－○○○○）

区分	点検項目	点検結果
施設関係	排（環）水口の蓋等がネジ、ボルト等で堅固に固定され、配管口に吸い込み防止金具が取り付けられているか	（例） 蓋等が堅固に固定され、吸い込み防止金具が取り付けられている。 など
	その他管理者が重要と考える項目	（適宜記載）
管理運営関係	監視員が適切に配置されているか	（例） 適切に配置されている など
	監視員に対して、プールの施設・構造や監視業務について十分な指導を行っているか	（例） 十分指導を行っている など
	救命救護器具等は適切に配置され、直ちに使用できるか	（例） 適切に配置され、直ちに使用できる など
	その他管理者が重要と考える項目	（適宜記載）

１８消安第１１６０７号
環水大土発第070131001号
平成１９年１月３１日

都道府県知事・政令市長　殿

農林水産省消費・安全局長

環境省水・大気環境局長

住宅地等における農薬使用について

農薬は、適正に使用されない場合、人畜及び周辺の生活環境に悪影響を及ぼすおそれがある。特に、学校、保育所、病院、公園等の公共施設内の植物、街路樹並びに住宅地に近接する農地（市民農園や家庭菜園を含む。）及び森林等（以下「住宅地等」という。）において農薬を使用するときは、農薬の飛散を原因とする住民、子ども等の健康被害が生じないよう、飛散防止対策の一層の徹底を図ることが必要である。このため、農薬を使用する者が遵守すべき基準を定める省令（平成15年農林水産省・環境省令第５号）第６条において、「住宅の用に供する土地及びこれに近接する土地において農薬を使用するときは、農薬が飛散することを防止するために必要な措置を講じるよう努めなければならない」旨規定するとともに、「住宅地等における農薬使用について」（平成15年９月16日付け15消安第1714号農林水産省消費・安全局長通知）において、住宅地等で農薬を使用する者が遵守すべき事項を示し、関係者への指導をお願いしてきたところである。

しかしながら、平成17年度に「農薬飛散リスク評価手法等確立調査」の一環として環境省が実施した「自治体における街路樹、公園緑地等での防除実態調査」によると、多くの自治体で適切な方法での使用がなされているものの、一部の自治体において、病害虫の発生状況に関わらず定期的に農薬を散布している、散布の対象範囲を最小限の区域に留めていない、これまでに知見のない農薬の組合せで現地混用を行っている等の不適正な事例も依然みられる状況にある。

このような状況を踏まえ、農薬の適正使用を推進し、人畜への被害防止や生活環境の保全を図るため、農薬の散布を行う土地・施設等の管理者（市民農園の開設者を含む。）、殺虫、殺菌、除草等の病害虫防除の責任者、農薬使用委託者、農薬使用者等（以下「農薬使用者等」という。）に対して下記１及び２の事項を遵守するよう指導すること、貴自治体において下記３、４及び５の事項の実施に努めるとともに貴自治体内の施設管理部局、農林部局、環境部局等の間で緊密な情報交換を行うこと等により連携の強化を図ることにつき、貴職の協力を要請する。

なお、本通知の発出に伴い、「住宅地等における農薬使用について」（平成15年９月16日付け15消安第1714号）は廃止する。

また、環境省では、現在、農薬飛散リスク評価手法等確立調査に係る検討会を開催して、学校、保育所、病院、公園等の公共施設、街路樹及び住宅地に近接する森林等（以下「公園等」という。）の管理者向けの病害虫・雑草管理マニュアルの策定に取り組んでおり、その検討資料は環境省のホームページで公開しているところである。また、農林水産省のホームページでは人の健康に対するリスクと環境への負荷の軽減に配慮した病害虫・雑草管理を推進するため、都道府県等の防除関係者や農業者向けの「総合的病害虫・雑草管理(IPM)実践指針」を公開している。これらの資料についても適宜活用されたい。

記

１　住宅地等における病害虫防除に当たっては、農薬の飛散が周辺住民、子ども等に健康被害を及ぼすことがないよう、次の事項を遵守すること。

（１）農薬使用者等は、病害虫やそれによる被害の発生の早期発見に努め、病害虫の発生や被害の有無に関わらず定期的に農薬を散布するのではなく、病害虫の状況に応じた適切な防除を行うこと。

（２）農薬使用者等は、病害虫に強い作物や品種の選定、病害虫の発生しにくい適切な土づくりや施肥の実施、人手による害虫の捕殺、防虫網等による物理的防除の活用等により、農薬使用の回数及び量を削減すること。特に公園等における病害虫防除に当たっては、被害を受けた部分のせん定や捕殺等を優先的に行うこととし、これらによる防除が困難なため農薬を使用する場合（森林病害虫等防除法（昭和25年法律第53号）に基づき周辺の被害状況から見て松くい虫等の防除のための予防散布を行わざるを得ない場合を含む。）には、誘殺、塗布、樹幹注入等散布以外の方法を活用するとともに、やむを得ず散布する場合には、最小限の区域における農薬散布に留めること。

（３）農薬使用者等は、農薬取締法に基づいて登録された、当該防除対象の農作物等に適用のある農薬を、ラベルに記載されている使用方法（使用回数、使用量、使用濃度等）及び使用上の注意事項を守って使用すること。

（４）農薬使用者等は、農薬散布は、無風又は風が弱いときに行うなど、近隣に影響が少ない天候の日や時間帯を選び、風向き、ノズルの向き等に注意するとともに、粒剤等の飛散が少ない形状の農薬を使用したり農薬の飛散を抑制するノズルを使用する等、農薬の飛散防止に最大限配慮すること。

（５）農薬使用者及び農薬使用委託者は、農薬を散布する場合は、事前に周辺住民に対して、農薬使用の目的、散布日時、使用農薬の種類について十分な周知に努めること。特に、農薬散布区域の近隣に学校、通学路等がある場合には、当該学校や子どもの保護者等への周知を図り、散布の時間帯に最大限配慮すること。公園等における病害虫防除においては、さらに、散布時に、立て看板の表示等により、散布区域内に農薬使用者及び農薬使用委託者以外の者が入らないよう最大限の配慮を行うこと。

（6）農薬使用者は、農薬を使用した年月日、場所及び対象植物、使用した農薬の種類又は名称並びに使用した農薬の単位面積当たりの使用量又は希釈倍数について記帳し、一定期間保管すること。

2　農作物等の病害虫を防除する際に、使用の段階でいくつかの農薬を混用する、いわゆる現地混用については、散布労力の軽減等の観点から行われている事例があるものの、混合剤として登録されている農薬の使用とは異なることから、現地混用を行う場合、農薬使用者等は、以下の点に注意する必要がある。

（1）農薬に他の農薬との混用に関する注意事項が表示されている場合は、それを厳守すること。

（2）試験研究機関がこれまでに行った試験等により得られている各種の知見を十分把握した上で、現地混用による危害等が発生しないよう注意すること。その際、生産者団体が発行している「農薬混用事例集」等を必要に応じて参考とし、これまでに知見のない農薬の組合せで現地混用を行うことは避けること。特に有機リン系農薬同士の混用は、混用による相加的な作用を示唆する知見もあることから、これを厳に控えること。

3　貴自治体内の病害虫防除所等指導機関等においては、農薬製造者に対し、以下の点について協力を要請するよう努めること。

（1）農薬使用者等や指導機関等からの情報等に基づき、混合剤の開発及び登録を推進するよう努めること。

（2）病害虫の発生状況や労力軽減等の観点から、農薬使用の現場において現地混用が行われている状況を十分認識し、現地混用を行った際の安全性に関する知見の収集及び当該知見の農薬使用者等への提供に努めること。

4　貴自治体内の病害虫防除所等指導機関等においては、2に掲げた留意点を踏まえつつ、農薬使用者等に対し、現地混用に関する情報等の提供や使用方法に係る指導に努めること。また、混合剤の開発及び登録の推進によりむやみな現地混用を不要とするため、同時に施用する必要性が高い農薬の組合せに関する情報を積極的に農薬製造者に伝達するよう努めること。

5　農薬の使用が原因と考えられる健康被害の相談が住民から貴自治体にあった場合は、貴自治体の農林部局及び環境部局をはじめとする関係部局（例えば、学校にあっては教育担当部局、街路樹にあっては道路管理担当部局）は相互に連携し、必要に応じて対応窓口を設置する等により、適切に対処すること。

本マニュアルは、平成16年3月に作成し、平成22年3月に改訂された「学校環境衛生管理マニュアル」を、文部科学省に設置した「学校環境衛生管理マニュアル改訂委員会」において更に改訂したものである。

学校環境衛生管理マニュアル改訂委員会委員名簿

（職名は平成30年3月末日現在）

（五十音順、○は委員長）

飯島　宣幸	栃木県教育委員会事務局健康福利課保健給食担当主査
泉　　浩人	川崎市教育委員会事務局学校教育部健康教育課担当係長
加藤　篤彦	武蔵野東第一・第二幼稚園園長
北垣　邦彦	東京薬科大学教授
木全　勝彦	一般社団法人愛知県学校薬剤師会会長
齋藤　一恵	福井県立高志中学校養護教諭
鈴木　美枝子	玉川大学教授
田口　真穂	横浜薬科大学講師
○永瀬　久光	岐阜薬科大学教授
橋本　卓爾	大阪府立清水谷高等学校長
村松　章伊	公益社団法人日本薬剤師会常務理事
渡邉　恵美子	栃木県鹿沼市立南押原中学校長

なお、文部科学省においては、次の者が本マニュアルの編集に当たった。

三谷　卓也	初等中等教育局健康教育・食育課課長
大塚　和明	初等中等教育局健康教育・食育課課長補佐
小出　彰宏	初等中等教育局健康教育・食育課健康教育調査官
下野　直章	初等中等教育局健康教育・食育課係長

「［改訂版］学校環境衛生管理マニュアル」は、文部科学省に設置した「学校環境衛生管理マニュアルの改訂に関する検討会」において作成したものである。

学校環境衛生管理マニュアルの改訂に関する検討会協力者

（職名は平成22年3月末日現在）
（五十音順、○は座長）

青木　孝子	江戸川区立葛西第二中学校長
岸田　吉史	大阪府教育委員会保健体育課首席指導主事
鬼頭　英明	国立大学法人兵庫教育大学大学院学校教育研究科教授
佐藤　美恵子	日本学校薬剤師会常務理事
品川　泰徳	東京都教育庁都立学校教育部学校健康推進課環境衛生指導担当係長
鈴木　晴雅	愛知県教育委員会健康学習課主査
館岡　聰	千葉県教育委員会学校安全保健課副主幹・学校保健技師
○永瀬　久光	岐阜薬科大学教授
中室　克彦	摂南大学薬学部教授
西井上　洋子	鹿児島県学校薬剤会名誉会長
守谷　まさ子	京都府学校薬剤師会長
和賀　徳恵	茨城県教育庁保健体育課指導主事

なお、文部科学省においては、次の関係官が本マニュアルの編集に当たった。

松川　憲行	スポーツ・青少年局学校健康教育課課長
尾原　敏則	スポーツ・青少年局学校健康教育課課長補佐
北垣　邦彦	スポーツ・青少年局学校健康教育課健康教育調査官
采女　智津恵	スポーツ・青少年局学校健康教育課健康教育調査官
高山　研	スポーツ・青少年局学校健康教育課学校保健対策専門官
森　良一	スポーツ・青少年局学校健康教育課教科調査官

また、次の方々に本マニュアルの作成に際し、多大な御助言をいただいた。

謝村　錦芳	前埼玉県教育局県立学校保健体育課健康教育担当主幹
富田　広造	前東京都教育庁都立学校教育部学校健康推進課環境衛生指導担当係長

学校環境衛生管理マニュアル「学校環境衛生の基準の理論と実践」は、文部科学省から日本学校保健会に委嘱し、学校環境衛生推進委員会の下記の委員の協力を得て作成した。

学校環境衛生推進委員会委員名簿

（職名は平成16年3月末日現在）
（五十音順、○は委員長）

○石川　哲也　　　神戸大学発達科学部教授
大関　哲也　　　東京都教育庁学務部学校健康推進課環境衛生指導担当係長
小泉　光子　　　日立市立台原中学校養護教諭
千葉　百子　　　順天堂大学医学部助教授
永瀬　久光　　　岐阜薬科大学教授
村松　學　　　武蔵野女子大学講師

なお、文部科学省においては、次の関係官が本マニュアルの編集に当たった。

戸田　芳雄　　　スポーツ・青少年局体育官
鬼頭　英明　　　スポーツ・青少年局学校健康教育課健康教育調査官
采女　智津江　　　スポーツ・青少年局学校健康教育課健康教育調査官

学校環境衛生管理マニュアル
「学校環境衛生基準」の理論と実践　［平成30年度改訂版］

2018年 8 月 15 日　　発行
2023年 5 月 10 日　　第4刷

文部科学省著作物　複製許可　5文科初第１１７号

発行所　　公益財団法人日本学校保健会
〒105-0001
東京都港区虎ノ門２丁目３番17号　虎ノ門２丁目タワー６階
電話(03)3501-0968(代表)
(03)3501-2000(図書販売専用)　　FAX(03)3592-3898
https://www.hokenkai.or.jp/

発売所　　丸善出版株式会社
〒101-0051
東京都千代田区神田神保町２－17　神田神保町ビル６階
電話(03)3512-3256
https://www.maruzen-publishing.co.jp/

印刷・製本／勝美印刷株式会社

ISBN978-4-903076-21-8 C3047　